10KG IN

12 WOCHEN

**Dein ganz persönlicher Weg zum Wunschgewicht -
Gesund und dauerhaft abnehmen nach dem
Baukastenprinzip**

JULIANE KLIMASCHEWSKY

10KG IN

12 WOCHEN

Dein ganz persönlicher Weg zum Wunschgewicht - Gesund und dauerhaft abnehmen nach dem Baukastenprinzip

JULIANE KLIMASCHEWSKY

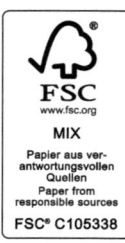

Impressum

Bibliografische Information der Deutschen Nationalbibliothek Die Deutsche Nationalbibliothek verzeichnet diese Publikation in der Deutschen Nationalbibliografie; detaillierte bibliografische Daten sind im Internet über http://dnb.dnb.de abrufbar.

Herstellung und Verlag: BoD – Books on Demand, Norderstedt

ISBN 978-3-758-31982-2

INHALTSVERZEICHNIS

vii

7. Baustein 7: Satt ohne Verzicht. Die Bedeutung von Ballaststoffen und pflanzlichen Lebensmitteln 145

8. Baustein 8: Optimierung der Fettverbrennung durch aktive Stressreduktion im Alltag und ausreichenden Schlaf 167

9. Baustein 9: Der Jungbrunnen-Effekt: Wie Muskelaufbau den Grundumsatz steigert und unseren dauerhaften Gewichtsverlust sichert   181

10. Baustein 10: Steigere deine Energie: Tipps für mehr Bewegung im Alltag und Ausdauertraining   201

VORWORT

Vorab ist es mir sehr wichtig, darauf hinzuweisen, dass die in diesem Ratgeber enthaltenen Informationen und Empfehlungen auf dem neuesten wissenschaftlichen Stand basieren. Dennoch möchte ich betonen, dass sie nicht als Ersatz für eine individuelle medizinische Beratung dienen können. Jeder Mensch ist einzigartig, und es können individuelle Faktoren und gesundheitliche Bedingungen vorliegen, die eine spezifische Anpassung der Ernährung erfordern.

Daher möchte ich ausdrücklich darauf hinweisen, dass die Umsetzung der in diesem Ratgeber vorgestellten Empfehlungen auf eigene Verantwortung erfolgt. Es ist wichtig, bei gesundheitlichen Bedenken oder spezifischen Erkrankungen einen qualifizierten Arzt oder eine medizinische Fachkraft zu konsultieren, um eine individuelle Beratung zu erhalten.

Zudem möchte ich betonen, dass die vorgestellten Informationen und Ratschläge möglicherweise nicht für jeden geeignet sind. Jeder Körper reagiert unterschiedlich auf Nahrungsmittel und Ernährungsweisen. Daher ist es ratsam, auf die Signale des eigenen Körpers zu hören und gegebenenfalls individuelle Anpassungen vorzunehmen.

Ich hoffe, dass dieser Ratgeber wertvolle Einsichten und Anregungen bietet, um die eigenen Ernährungsgewohnheiten positiv zu verändern und die Gesundheit zu fördern. Es sollte jedoch nicht vergessen werden, dass die vorgestellten Empfehlungen immer im Einklang mit dem eigenen Körper stehen und an die individuelle Gesundheitssituation angepasst werden sollten.

Ich wünsche viel Erfolg und Freude bei der Umsetzung!

Herzlichst, Juliane (Autorin und Personal Trainerin)

MEDIZINISCHER DISCLAIMER

Dieser Ratgeber enthält Informationen, die aus Studien, persönlichen Erfahrungen und Optimierungen durch Künstliche Intelligenz (KI) stammen. Die KI wurde verwendet, um Formulierungen zu optimieren, jedoch wurden keine neuen Inhalte oder Informationen hinzugefügt. Die Aussagen und Empfehlungen basieren auf dem aktuellen Wissensstand bis zum Zeitpunkt der Veröffentlichung.

Es ist wichtig zu beachten, dass die Informationen in diesem Ratgeber allgemeiner Natur sind und nicht als Ersatz für professionelle Beratung oder individuelle medizinische Ratschläge betrachtet werden sollten. Bei gesundheitlichen Bedenken oder spezifischen Fragen sollte stets ein Arzt oder Fachexperte konsultiert werden.

Die Autorin und Herausgeber übernehmen keine Haftung für mögliche Fehler oder Auslassungen im Inhalt dieses Ratgebers. Der Leser ist aufgefordert, eigenverantwortlich zu handeln und die bereitgestellten Informationen mit dem persönlichen Gesundheitsteam zu besprechen, um sicherzustellen, dass die Maßnahmen zur individuellen Situation passen.

EINLEITUNG

Herzlich willkommen zum Leitfaden der "10 KG in 12 Wochen" Challenge. Ich begrüße Dich ganz herzlich zu diesem Programm und freue mich sehr Dich die kommenden Wochen durch das Programm zu begleiten.

Vorab möchte ich mich natürlich gerne vorstellen: Mein Name ist Juliane, ich bin seit 2007 als Personal Trainerin tätig und begleite seitdem berufstätige Frauen und Mütter auf dem Weg zu ihrer persönlichen Bestform.

Durch meine langjährige Berufserfahrung, aber vor allem durch das positive Feedback und die Erfolge meiner Kundinnen konnte ich im Laufe der Jahre ein alltagstaugliches Abnehm-Programm entwickeln, welches für dich und deine Familie individuell und flexibel abgestimmt werden kann und welches du ab heute kennenlernen wirst.

Wie Du diesen Ratgeber anwenden kannst, so funktioniert der Leitfaden

Im Verlauf der kommenden Wochen präsentiere ich dir eine Vielzahl an Inhalten, die als Vorschläge und Inspiration dienen sollen. Es besteht keine Notwendigkeit, alles davon dauerhaft umzusetzen, sondern vielmehr diejenigen Aspekte auszuwählen, die für dich persönlich ansprechend sind. Es empfiehlt sich jedoch, verschiedene Ansätze auszuprobieren, um neue Methoden zu entdecken, die möglicherweise überraschend gut für dich funktionieren.

Auf diese Weise wirst du im Verlauf der Wochen herausfinden, welche Herangehensweise am besten zu dir passt und dich auf deinem Weg zu deinen Zielen unterstützt.

Ein schrittweises Vorgehen ist der Schlüssel zum optimalen Erfolg. Indem du jede Woche konsequent alle Aufgaben erledigst und die Inhalte der Vorbereitungsphase aufmerksam durcharbeitest, legst du den Grundstein für deinen Fortschritt und findest am Ende die beste Lösung und deine eigene Strategie.

Jede Woche baut auf der vorherigen auf und führt dich näher zu deinem Ziel. Ich vermittle dir das Grundwissen, das dich befähigt, dich für diese oder jene Lösung zu entscheiden. Du wirst so ganz nebenbei zu deinem eigenen Ernährungs- und Fitness-Coach. Denn nur du kennst dich am besten und weißt, was Dir bekommt und was gut zu Dir passt!

Ich werde dir aber nicht nur allgemeine Ratschläge geben, sondern auch konkrete Schritte, die du sofort in deinem Alltag umsetzen kannst. Oft haben wir bereits theoretisches Wissen, da wir im Internet regelrecht mit Informationen über Ernährung und Fitness überschwemmt werden. Doch wie viel davon setzen wir tatsächlich um? Welche Informationen sind wirklich effektiv und welcher Ansatz passt zu unserem individuellen Lebensstil?

Das Schwierigste ist oft die praktische Umsetzung in unserem hektischen Arbeitsalltag, besonders wenn wir im Home-Office mit unserer Familie arbeiten.

Unser besonderes Interesse liegt also auf den kleinen Details, denn darin liegt oft der entscheidende Unterschied. Viele Programme betonen zum Beispiel die Bedeutung eines Kaloriendefizits. Aber wie genau berechnet man das? Wie weiß ich, ob ich tatsächlich ein Defizit habe? Was bedeutet es überhaupt, ein Defizit zu haben, und wie setzt sich dieses Defizit genau zusammen? Wie finde ich im hektischen Alltag die Zeit, um jedes Lebensmittel aufzuschreiben, und muss ich das wirklich mein ganzes Leben lang tun? Was sollte ich überhaupt essen, und warum habe ich ständig Hunger? Und wie kann ich trotz des ganzen Stresses das Leben genießen und dennoch langfristig abnehmen?

All diese Fragen sind von großer Bedeutung, denn ich möchte nicht nur oberflächliche Antworten geben, sondern dabei helfen, ein tiefgreifendes Verständnis zu entwickeln und konkrete Lösungen für die eigenen Herausforderungen zu finden.

Es ist von entscheidender Bedeutung, dass du dir in den kommenden Wochen wirklich die Zeit nimmst, um das Programm praktisch umzusetzen. In der nächsten Zeit sollte dies deine absolute Priorität sein, selbst wenn dein Terminkalender bereits überfüllt ist und du den Start am liebsten noch einmal verschieben würdest. Der perfekte Zeitpunkt wird niemals kommen.

Also lassen wir uns die Gelegenheit nicht entgehen, unsere Prioritäten neu zu überdenken. Denn oft dient das Argument "Ich habe keine Zeit" lediglich als praktische Ausrede, um unbeliebten Aufgaben aus dem Weg zu gehen. Um ehrlich zu sein, ist es unmöglich, nebenbei einfach 10 kg abzunehmen. Es erfordert neben Konzentration eine gezielte Planung und die richtigen Strategien, um nachhaltigen Erfolg zu erzielen. Das weiß ich aus eigener Erfahrung und bin fest davon überzeugt, dass wir mit dem richtigen Fokus und den passenden Tipps unser Ziel erreichen können.

Dein Wochenverlauf, was Dich in den kommenden 12 Wochen erwartet

---

Baustein 1: Der Einstieg zum erfolgreichen Abnehmen: Kalorien zählen, Kaloriendefizit und Stoffwechsel verstehen

Am Anfang der Challenge nehmen wir uns die Zeit, um uns mental, emotional und familiär auf unser Vorhaben vorzubereiten, denn wir möchten strategisch vorgehen und mit einem klaren Plan unser Ziel erreichen. Teil dieser Vorbereitung ist die Analyse unserer aktuellen

Situation, das Festhalten unseres Ist-Zustandes (Zielgewicht, aktuelles Gewicht und Bauch- sowie Taillenumfang), das Einrichten der erforderlichen technischen Hilfsmittel sowie das Sortieren, Einkaufen und das Vorbereiten von Lebensmitteln. Außerdem sollten wir unsere Familie in den Prozess mit einbeziehen, um Unterstützung und Verständnis zu gewährleisten.

Der erste Baustein markiert den Beginn unserer Reise. Wir starten unsere Reise zum erfolgreichen Abnehmen, indem wir uns mit dem Zählen von Kalorien, dem Erreichen eines Kaloriendefizits und dem Verständnis für unseren Stoffwechsel auseinandersetzen.

Vorab eine wichtige Information: Die ersten zwei bis drei Wochen werden wahrscheinlich die herausforderndsten sein. Doch warum ist das so?

Eine Veränderung der Ernährungsweise und des Alltags bedeutet eine gewisse Belastung für den Körper, besonders wenn insgesamt weniger Kalorien aufgenommen werden. Es ist ratsam, in dieser Zeit zusätzliche Stressfaktoren bewusst zu minimieren. Es wäre unrealistisch zu behaupten, dass es ohne schlechte Momente realisierbar ist.

"No pain, no gain?"

Die schlechte Nachricht zuerst: Es wird nicht ohne Stress, Schmerzen und gelegentliches Hungergefühl ablaufen, vor allem in den ersten Wochen!

Aber hier kommt die gute Nachricht: Der Stress, die Schmerzen und das Hungergefühl werden mit der Zeit immer weniger! Zudem werde ich dir Strategien zeigen, wie du das Hungergefühl verstehen und effektiv reduzieren kannst.

Und als zusätzliche Motivation gibt es noch eine zweite gute Nachricht: Abnehmen ist auch ohne Sport möglich, jedoch wird es mit Sport deutlich leichter!

Genauso wie der Zinseszins-Effekt im Finanzwesen unser Erspartes zum Wachsen bringt, können zusätzliche Muskeln als Beschleuniger für die Fettverbrennung im Körper wirken. In einfachen Worten bedeutet das, dass zusätzliche Muskeln deinen Körper dabei unterstützen können, Fett schneller zu verbrennen, ähnlich wie der Zinseszins-Effekt im Finanzwesen dazu führt, dass dein Geld schneller wächst, wenn du Zinsen auf dein bereits gespartes Geld erhältst.

Muskeln verlangen einen erhöhten Energiebedarf, auch in Ruhephasen wie beim Schlafen. Wenn eine Person mehr Muskelmasse hat, wird insgesamt mehr Energie verbraucht, selbst ohne körperliche Aktivität. Eine höhere Muskelmasse erleichtert zudem jede sportliche Betätigung und macht sie angenehmer, was zu einer insgesamt höheren körperlichen Aktivität führen kann.

Dieser positive Kreislauf führt letztendlich zu dem gewünschten Zinseszins-Effekt in Bezug auf die Fettverbrennung. Denn durch den Muskelaufbau wird nicht nur mehr Energie verbraucht, sondern auch die sportliche Betätigung und Bewegung insgesamt intensiviert.

Dadurch steigt der Kalorienverbrauch weiter an und unterstützt somit das langfristige Abnehmen.

Es ist also äußerst lohnenswert, neben der Optimierung der Ernährung auch regelmäßig Sport zu treiben. Durch den Aufbau von Muskelmasse wird nicht nur die Fettverbrennung effektiv angekurbelt, sondern auch die körperliche Leistungsfähigkeit verbessert.

Übersicht über die kommenden 12 Wochen

Woche 1 und 2:

- Vorbereitung und Einstieg in das Abnehmprogramm: Berechnung deines Kalorienziels mit Kaloriendefizit, Einführung in das Kalorienzählen und erste Analyse der Essgewohnheiten.
- Fokus auf die Umsetzung und Gewöhnung an das Kalorienzählen. Auseinandersetzung mit den eigenen Essgewohnheiten und bewusste Auswahl von passenden Lebensmitteln.

Woche 3 und 4:

- Tägliche, konsequente Einhaltung des Kaloriendefizits und regelmäßige Bewegung zur Unterstützung des Gewichtsverlustes.
- Erste mögliche Erfolge auf der Waage und beim Bauchumfang.

Woche 5 und 6:

- Mögliche Herausforderungen wie Wassereinlagerungen, Gewichtsschwankungen und Stress. Verständnis für diese Phänomene und Durchhalten trotz eventueller Rückschläge.
- Gewichtsplateau möglich, bei dem das Gewicht vorübergehend stagniert oder ansteigt.
- Strategien, um trotzdem motiviert zu bleiben und am Programm festzuhalten und konkrete Maßnahmen zur Überwindung und zur Aufrechterhaltung des Fortschritts

Woche 7 und 8:

- Erste stabile Resultate: Gewicht sinkt sprunghaft und sichtbare Fortschritte (Selfie, Bauchumfang) sind erkennbar.
- Hungergefühl ist in der Regel merkbar reduziert, da sich der Körper an die veränderte Ernährung und das Kaloriendefizit gewöhnt hat.
- Weiterhin konsequentes Einhalten des Defizits.

Woche 9 und 10:

- Optimierung des Programms: Überprüfung der bisherigen Strategien und Anpassung, um den Gewichtsverlust weiterhin voranzutreiben.
- Möglicherweise Variation der Trainings- und Ernährungspläne und Essenzeiten, um den Stoffwechsel weiterhin zu stimulieren.

Woche 11 und 12:

- Beibehaltung der persönlichen Erfolgsrezepte: Fortführung der bewährten Strategien und Nutzung des Zinseszins-Effekts in Bezug auf den Muskelaufbau.
- Fokus auf langfristige Gewohnheitsänderungen und nachhaltige Lebensstilumstellung, um den erreichten Gewichtsverlust zu erhalten und weitere Fortschritte zu erzielen.

Der wirkliche Durchbruch erfolgt erfahrungsgemäß ab Woche 7 oder 8, da es im Durchschnitt etwa 7 Wochen dauert, bis sich eine neue Gewohnheit etabliert hat. Es ist entscheidend, trotzdem dranzubleiben, auch wenn die Waage anfangs möglicherweise nicht das gewünschte Ergebnis zeigt. Wassereinlagerungen können das Gewicht vorübergehend beeinflussen und den eigentlichen Körperfettverlust verdecken. Es ist entscheidend, über das Konzept der Wassereinlagerungen Bescheid zu wissen, um nicht vorzeitig aufzugeben.

Beispielsweise verlieren Menschen bei einer "low-carb" Diät in den ersten Wochen oft viel Wasser. Das liegt daran, dass Kohlenhydrate im Körper Wasser binden. Wenn wir unsere Kalorienzufuhr und somit automatisch auch die Zufuhr von raffinierten Kohlenhydraten reduzieren, wird auch die Menge an Wasser, die im Körper gebunden ist, verringert. Daher kommt es zu einem schnellen Gewichtsverlust, der hauptsächlich auf den Verlust von Wasser zurückzuführen ist.

Im Verlauf deiner Abnehmreise kann es also immer wieder vorkommen, dass sich auf der Waage unerwartete Gewichtsschwankungen zeigen.

Beispielsweise könntest du in einer Woche 140g Körperfett verlieren, während die Waage plötzlich 2kg mehr anzeigt. Das kann auf verschiedene Faktoren zurückzuführen sein, wie beispielsweise eine vorübergehende Zunahme von Wasser im Körper. Zum Beispiel, wenn du deine Ernährung vorübergehend veränderst oder mehr raffinierte Kohlenhydrate als üblich zu dir nimmst, etwa während einer Party oder einem "Cheat-Day". Auch eine geringere Flüssigkeitszufuhr oder Stress können zu diesen Gewichtsschwankungen führen.

Es ist wichtig, sich bewusst zu machen, dass solche Schwankungen auf der Waage nicht immer ein direktes Indiz für den tatsächlichen Fettverlust sind. In Woche 6 werden wir uns genauer mit dem Thema Wasser beschäftigen.

Es ist hilfreich, diese Zusammenhänge zu verstehen, damit du nicht vorschnell aufgibst oder dich demotiviert fühlst. Bleibe fokussiert und lass dich nicht von kurzfristigen Gewichtsschwankungen entmutigen, diese gehören einfach zum Abnehmen dazu. Das langfristige Ziel ist eine nachhaltige und gesunde Gewichtsabnahme.

In Woche 7 bis 10 wirst du erfahrungsgemäß dein persönliches Erfolgsrezept gefunden haben und konsequent dabei bleiben. Es ist nicht ratsam, dann noch große Experimente zu machen, da der Erfolg noch fragil ist. Wer zu schnell aufgibt oder die Zügel locker lässt, verliert möglicherweise die bereits erzielten Erfolge.

In Woche 11 und 12 tritt langsam der Zinseszins-Effekt ein. Viele verspüren eine erhöhte Motivation für Sport und der Gewichtsverlust wird zu einer angenehmen Erfahrung, da sich das neue Körpergefühl gefestigt hat.

Der vollständige Blick auf deinen Fortschritt: Gewicht, Bauchumfang und Selfie als Messpunkte

"Erfolg ist, was passiert, wenn Vorbereitung und Gelegenheit aufeinandertreffen." - Seneca, römischer Philosoph

Um deinen Ausgangszustand festzuhalten und spätere Vergleiche ziehen zu können, gibt es verschiedene Methoden. Die erste Methode ist das Wiegen auf der Waage. Miss dein Körpergewicht immer zur selben Uhrzeit, vorzugsweise morgens gleich nach dem Aufstehen. Notiere den Wert und gewöhne es dir an, dich regelmäßig zu wiegen, mindestens einmal wöchentlich.

Ein weiterer wichtiger Messpunkt ist der Bauchumfang. Nimm ein Maßband und miss den Umfang deines Bauches auf Höhe des Bauchnabels, jeweils an der breitesten Stelle und an der schmalsten Stelle, also der Taille. Schreibe die Werte auf.

Motivationstipp: Wenn Du Lust hast, kürze das verwendete Maßband pro verlorenem Zentimeter. Dadurch kannst du zusätzlich feststellen, wie sich dein Bauchumfang im Laufe der Zeit verringert.

Zusätzlich kannst du, wenn du möchtest, ein Selfie von dir machen. Stehe vor einem großen Spiegel, vorzugsweise zu Hause mit direktem Licht von oben. Trage enge Kleidung oder Badekleidung, damit du deine Körperform deutlich erkennen kannst. Dieses Selfie dient als visuelle Referenz, um später sichtbare Veränderungen feststellen zu können.

Es ist wichtig, nicht nur das Gewicht auf der Waage zu betrachten, sondern auch den Bauchumfang und das Selfie als zusätzliche Messpunkte heranzuziehen. Das liegt daran, dass das Gewicht auf der Waage allein nicht immer ein genaues Bild von deinem Fortschritt beim Abnehmen vermittelt. Wasserschwankungen im Körper können dazu führen, dass das Gewicht vorübergehend ansteigt, obwohl du tatsächlich Fett verlierst. Indem du zusätzlich den Bauchumfang und das Selfie betrachtest, kannst du eine umfassendere Einschätzung deines Fortschritts erhalten.

Die Kombination aus Gewicht, Bauchumfang und Foto ermöglicht es dir, Veränderungen in deiner Körperzusammensetzung besser zu erkennen und motiviert zu bleiben. Es ist wichtig, diese Messungen regelmäßig durchzuführen und die Ergebnisse zu dokumentieren, um den Fortschritt im Laufe der Zeit zu verfolgen.

Gewicht auf der Waage:

- Aktuelles Gewicht: _____

- Datum der Messung: _____

Bauchumfang:

- Miss den Umfang des Bauches auf Höhe des Bauchnabels, der breitesten Stelle und an der Taille (schmalste Stelle).

- Schreibe die Werte auf.

Umfang Bauch, breiteste Stelle: _____

- Datum der Messung: _____

Umfang Bauchnabel: _____

- Datum der Messung: _____

Umfang Taille, schmalste Stelle: _____

- Datum der Messung: _____

Selfie:

- Mache ein Selfie vor einem großen Spiegel.

- Stelle sicher, dass die Beleuchtung für das spätere Vergleichen gleich ist.

- Trage enge Kleidung oder Badeklamotten.

- Datum der Aufnahme: _____

1.

BAUSTEIN 1: DER EINSTIEG ZUM ERFOLGREICHEN ABNEHMEN: KALORIEN ZÄHLEN, KALORIENDEFIZIT UND STOFFWECHSEL VERSTEHEN

1.1. Ziele der ersten Woche

"Das Geheimnis des Erfolges liegt in der Beharrlichkeit, den Zielen und Träumen konsequent zu folgen." - Thomas Edison

Willkommen in der ersten Woche des 12-wöchigen Programms. Hier legen wir den Grundstein für deinen Erfolg. Kernelement des Programms ist zu Beginn das Kalorienzählen. Obwohl es dazu unterschiedliche Meinungen gibt, ist das genaue Zählen deiner täglichen Kalorien zum Einstieg äußerst hilfreich, um deine Ernährung zu analysieren und wertvolle Erkenntnisse zu gewinnen. Es ermöglicht, die eigenen "blinden Flecke" in Bezug auf die Ernährung aufzudecken.

Am Ende dieser Woche wirst du die folgenden Schritte absolviert haben.

- Den Einstieg in das Kalorienzählen und das tägliche Protokollieren deiner Ernährung finden (unter Verwendung einer App).
- Ein Verständnis für den Stoffwechsel erlangen und wie er funktioniert.
- Ein Verständnis für deine persönliche Energiebilanz, einschließlich des Grundumsatzes und des Kaloriendefizits.
- Die Festlegung deines individuellen Abnehmziels und die korrekte Berechnung deines täglichen Kalorienbedarfs.

Mit diesem Wissen bist du bestens gerüstet, um deine Reise zum Wunschgewicht anzutreten.

"Die Analyse ist der Schlüssel zum Verständnis. Durch das Kalorienzählen decken wir die verborgenen Geheimnisse unserer Ernährung auf und legen den Grundstein für eine erfolgreiche Veränderung."

1.2. To dos Woche 1

- persönlichen Grundumsatz berechnen
- Aktivitäten richtig einschätzen und Gesamtenergiebedarf berechnen
- Energiebilanz und tägliches Kaloriendefizit berechnen

2

- tägliches Ernährungsprotokoll zur Einhaltung des Kaloriendefizits erstellen
- Einhalten des täglichen Kalorienziels

1.3. Persönlichen Grundumsatz berechnen

Der Grundumsatz bezeichnet die Menge an Energie, die der Körper in vollständiger Ruhe zur Aufrechterhaltung lebenswichtiger Körperfunktionen benötigt. Das sind die Kalorien, die der Körper braucht, um grundlegende Funktionen wie Atmung, Herzschlag und Stoffwechsel aufrechtzuerhalten, selbst wenn wir uns nicht bewegen. Der Grundumsatz hängt von verschiedenen Faktoren wie Geschlecht, Alter, Körpergröße und Körperzusammensetzung ab.

Der Stoffwechsel bezieht sich auf die Art und Weise, wie unser Körper Kalorien aus der Nahrung verarbeitet und in Energie umwandelt.

Die Berechnung des Grundumsatzes ist beim Abnehmen wichtig, um im nächsten Schritt deinen individuellen täglichen Kalorienbedarf zu ermitteln.

Es gibt die Möglichkeit, deinen Grundumsatz mit Hilfe einer App oder manuell zu berechnen. Ich empfehle dir beides und einen Mittelwert aus dem Ergebnis zu bilden, denn es handelt sich natürlich immer nur um Schätzungen.

Die präziseste Berechnung des Grundumsatzes kann mit der Harris-Benedict-Formel oder der Mifflin-St. Jeor-Formel durchgeführt werden[1]. Diese Formeln berücksichtigen Faktoren wie Gewicht, Größe, Alter und Geschlecht, um den Grundumsatz genauer zu bestimmen.

Michael Greger betont in seinem spannenden Buch "How not to diet"[2], dass es wichtig ist, den Grundumsatz und den Stoffwechsel zu verstehen, um erfolgreich abzunehmen. Es geht nicht nur darum, weniger Kalorien zu essen, sondern auch, den Stoffwechsel zu optimieren und den Körper in Balance zu halten. Eine gesunde Ernährung, regelmäßige Bewegung und der Erhalt von Muskelmasse können den Grundumsatz erhöhen und den Stoffwechsel unterstützen, was beim Abnehmen besonders hilfreich ist.

Manuelle Berechnung des Grundumsatzes

Die Harris-Benedict-Formel lautet:

Für Frauen: Grundumsatz = 655,1 + (9,563 x Gewicht in kg) + (1,850 x Größe in cm) - (4,676 x Alter in Jahren)

---

[1] BMI Rechner. Grundumsatz und Leistungsumsatz berechnen - Rechner. (2023). https://www.bmi-rechner.at/grundumsatz/. Aufgerufen am 23.8.2023.
[2] Greger, Michael, Julia Augustin, et. al. (2020): How not to Diet. Gesund abnehmen und dauerhaft schlank bleiben dank neuester wissenschaftlich bewiesener Erkenntnisse. Lübbe Life; 1. Aufl. 2020 Edition

Für Männer: Grundumsatz = 66,5 + (13,75 x Gewicht in kg) + (5,003 x Größe in cm) - (6,755 x Alter in Jahren)

Die Mifflin-St. Jeor-Formel lautet:

Für Frauen: Grundumsatz = (10 x Gewicht in kg) + (6,25 x Größe in cm) - (5 x Alter in Jahren) - 161

Für Männer: Grundumsatz = (10 x Gewicht in kg) + (6,25 x Größe in cm) - (5 x Alter in Jahren) + 5

Diese Formeln geben einen Schätzwert für den Grundumsatz basierend auf den angegebenen Variablen.

Berechnung des Grundumsatzes und Kalorienzählen per App

Es gibt viele gute Apps zum Kalorienzählen, die du nutzen kannst. Mit einer App kannst du deinen Grundumsatz einfach berechnen lassen, indem du deine persönlichen Daten wie Geschlecht, Alter, Größe und Gewicht angibst. Die App verwendet dann ebenfalls eine Formel, um deinen Grundumsatz zu schätzen, also wie viele Kalorien dein Körper in Ruhe verbraucht.

Außerdem bietet eine App viele Vorteile beim Protokollieren deiner Ernährung und beim Abnehmen. Du kannst alle Lebensmittel und Getränke, die du zu dir nimmst, einfach in die App eintragen und erhältst detaillierte Informationen zu den Nährwerten, Kalorien und Makronährstoffen. Die App verfügt meistens über eine umfangreiche

5

Lebensmitteldatenbank, was das Auffinden verschiedener Lebensmittel erleichtert und dir Zeit spart.

Die Benutzerfreundlichkeit einer App ist ein großer Pluspunkt. Du kannst deine Mahlzeiten schnell und unkompliziert protokollieren, und viele Apps bieten Funktionen wie einen Barcode-Scanner und Mahlzeitenpläne, um dir das Protokollieren zu erleichtern und eigene Mahlzeiten zu speichern.

Zusätzlich kannst du in einer App deine Ziele festlegen und deinen Fortschritt verfolgen, um motiviert zu bleiben. Es gibt auch Funktionen wie Aktivitätstracking, um den Kalorienverbrauch durch Bewegung zu verfolgen, und teilweise auch ein integriertes Tagebuch, um deine Stimmung, Gewohnheiten, Intervallfasten-Phasen und Fortschritte festzuhalten. Wenn du eine konkrete App-Empfehlung möchtest, schreibe mir gerne eine kurze Nachricht per E-Mail (termin@juliane-fit.de).

1.4. Deine täglichen Aktivitäten: Einschätzung und Berechnung des Gesamtenergieverbrauchs

Um herauszufinden, wie viel Energie unser Körper insgesamt am Tag verbraucht (Gesamtenergieverbrauch), müssen wir nicht nur den Grundumsatz berechnen, sondern auch die Energie berücksichtigen, die wir durch unsere täglichen Aktivitäten zusätzlich verbrauchen. Denn der Grundumsatz zeigt uns nur, wie viel Energie unser Körper benötigt, wenn wir uns gar nicht bewegen.

Manuelle Berechnung des Gesamtenergieverbrauches

Um den Energieverbrauch durch Aktivitäten zu schätzen, gibt es verschiedene Formeln und Methoden, die verwendet werden können.

Eine gängige Methode ist die Verwendung von Aktivitätsfaktoren[3], die den Grundumsatz multiplizieren, um den Gesamtenergieverbrauch zu bestimmen. Hier sind einige gängige Aktivitätsfaktoren:

1. Sedentär (Büroarbeit, wenig oder keine körperliche Aktivität): Aktivitätsfaktor von 1,2.
2. Leicht aktiv (leichte körperliche Aktivität oder Sport 1-3 Tage pro Woche): Aktivitätsfaktor von 1,375.
3. Moderat aktiv (moderate körperliche Aktivität oder Sport 3-5 Tage pro Woche): Aktivitätsfaktor von 1,55.
4. Sehr aktiv (harte körperliche Aktivität oder Sport 6-7 Tage pro Woche): Aktivitätsfaktor von 1,725.
5. Extrem aktiv (sehr harte körperliche Aktivität oder Sport, körperlich anstrengende Berufe, 2-mal pro Tag Training): Aktivitätsfaktor von 1,9.

Du kannst den Aktivitätsfaktor auswählen, der am besten zu deinem Lebensstil und deiner körperlichen Aktivität passt.

---

[3] Smart-rechner.de, Grundumsatz und Kalorienbedarf ganz einfach berechnen (2023). https://www.smart-rechner.de/kcal_bedarf/rechner.php. Aufgerufen am 23.7.2023.

Beachte jedoch, dass dies nur eine sehr ungenaue Schätzung ist und individuelle Unterschiede berücksichtigt werden sollten.

Wenn du genauere Informationen über deinen Energieverbrauch durch Aktivitäten erhalten möchtest, kann die Verwendung von Aktivitäts-Trackern oder Fitness-Apps hilfreich sein, wie im folgenden Absatz beschrieben. Diese können deine Aktivitäten erfassen und basierend darauf eine genauere Schätzung des Energieverbrauchs liefern.

Tipp: Wir neigen dazu, unseren Energieverbrauch durch Sport zu überschätzen! Wenn du dir unsicher bist, nimm lieber den geringeren Wert oder kürze die Aktivität, dann bist du beim Abnehmen auf der sicheren Seite.

Beispiel-Berechnung des Gesamtenergieverbrauchs

Um den Gesamtenergieverbrauch für eine 40-jährige Frau mit 75 kg Körpergewicht und 1,70 m Körpergröße anhand der Harris-Benedict-Formel mit einem Aktivitätsfaktor von 1,375 zu berechnen, folgt die Beispielberechnung:

1. Berechnung des Grundumsatzes (Ruheenergieverbrauch): Grundumsatz = 655 + (9,6 × Gewicht in kg) + (1,8 × Größe in cm) - (4,7 × Alter in Jahren)

Grundumsatz = 655 + (9,6 × 75) + (1,8 × 170) - (4,7 × 40)

Grundumsatz = 655 + 720 + 306 - 188 Grundumsatz = 1493 kcal

2. Berechnung des Gesamtenergieverbrauchs: Gesamtenergieverbrauch = Grundumsatz × Aktivitätsfaktor

Gesamtenergieverbrauch = 1493 kcal × 1,375 Gesamtenergieverbrauch = 2050 kcal

Für eine 40-jährige Frau mit 75 kg Körpergewicht und 1,70 m Körpergröße, die eine leichte körperliche Aktivität oder Sport an 1-3 Tagen pro Woche ausübt, beträgt der geschätzte Gesamtenergieverbrauch laut der Harris-Benedict-Formel mit einem Aktivitätsfaktor von 1,375 etwa 2050 kcal pro Tag.

Berechnung des Gesamtenergieverbrauches mit Hilfe einer App oder Aktivitäten-Trackers

Die Berechnung des Gesamtenergieverbrauchs mit Hilfe einer App oder eines Aktivitätstrackers basiert in der Regel auf einer Kombination von Daten, die die App oder der Tracker erfasst.

1. Grundumsatz: Die App oder der Tracker verwendet in der Regel eine der gängigen Formeln (wie die Harris-Benedict-Formel oder die Mifflin-St. Jeor-Formel), um deinen Grundumsatz zu schätzen. Dabei werden Faktoren wie Alter, Geschlecht, Gewicht und Körpergröße berücksichtigt.

9

2. Aktivitätsmessung: Die App oder der Tracker erfasst deine körperlichen Aktivitäten, entweder durch Sensoren wie Beschleunigungsmesser oder GPS oder durch manuelle Eingaben. Dies kann Aktivitäten wie Gehen, Laufen, Radfahren, Krafttraining usw. umfassen.

3. Kalorienberechnung: Basierend auf den erfassten Aktivitätsdaten und dem geschätzten Grundumsatz berechnet die App oder der Tracker den zusätzlichen Kalorienverbrauch durch deine Aktivitäten. Dieser wird dann zum Grundumsatz addiert, um den Gesamtenergieverbrauch zu ermitteln.

Es ist wichtig zu beachten, dass die Genauigkeit der berechneten Werte von der Qualität der Daten und der Funktionsweise der App oder des Trackers abhängt. Es kann auch individuelle Unterschiede geben, die die tatsächlichen Ergebnisse beeinflussen. Dennoch können Apps und Tracker hilfreiche und motivierende Werkzeuge sein, um dir ein besseres Verständnis für deinen Energieverbrauch zu geben und deine Ziele beim Abnehmen oder bei der Gewichtskontrolle zu unterstützen.

1.5. Energiebilanz, Kaloriendefizit und tägliches Kalorienziel ermitteln

Die Energiebilanz betrifft das Verhältnis zwischen der Energie, die du durch deine Nahrung aufnimmst, und der Energie, die dein Körper verbraucht.

Energiebilanz = Aufgenommene Energie (aufgenommene Kalorien) - verbrauchte Energie (Grundumsatz + Aktivitäten)

Wenn du mehr Kalorien zu dir nimmst, als du verbrauchst, entsteht ein Energieüberschuss, der zur Gewichtszunahme führen kann.

Wenn du hingegen weniger Kalorien zu dir nimmst, als du verbrauchst, entsteht ein Kaloriendefizit, das zu Gewichtsverlust führen kann.

Um erfolgreich Gewicht zu verlieren, ist es entscheidend, eine negative Energiebilanz zu erreichen, also ein Kaloriendefizit. An diesem Punkt stellt sich die folgende wichtige Frage:

Wie viele Kalorien muss ich täglich einsparen, um etwa 1 kg Körperfett pro Woche zu verlieren?

Die gängige Regel lautet:

Um 1 kg Körperfett pro Woche zu verlieren, muss ein Kaloriendefizit von ca. 7000-7700 kcal pro Woche (1 kg Körperfett entspricht ungefähr 7700 kcal) oder ca. 1000-1100 kcal pro Tag erreicht werden.

Um 10 Kilogramm in 12 Wochen abzunehmen, müsstest du in etwa 77000 Kalorien einsparen. Das bedeutet, dass du im

Durchschnitt täglich ein Kaloriendefizit von etwa 900 Kalorien erreichen müsstest, entweder durch reine Kalorienrestriktion oder eine Kombination aus weniger Essen und mehr Bewegung. Letzteres ist während der Challenge besonders empfehlenswert, da die neuen Bewegungsgewohnheiten deinen Gewichtsverlust dauerhaft sichern werden.

Grundsätzlich wird empfohlen, ein moderates Kaloriendefizit anzustreben, um eine nachhaltige und gesunde Gewichtsabnahme zu fördern. Ein Defizit von etwa 500-1000 kcal pro Tag ist je nach Lebensstil und Arbeitsalltag realistisch und erreichbar.

Bei der Beispielberechnung des Gesamtenergieverbrauchs haben wir für die 40-jährige Frau etwa 2050 kcal berechnet:

Gesamtenergieverbrauch = 1493 kcal × 1,375 (Aktivitätsfaktor: Wenig aktiv mit 1-2 Sporteinheiten pro Woche") = 2050 kcal

Persönliches, tägliches Kalorienziel für 1KG Gewichtsverlust pro Woche = 2050 - 900kcal Kaloriendefizit = 1150 kcal

Eine Alternative wäre das Erhöhen des Energieverbrauchs durch Alltagsaktivitäten oder zusätzliche Sporteinheiten, wie die folgende Berechnung zeigt (Aktivitätsfaktor: "Moderat aktiv mit 3-5 Einheiten pro Woche").

Um den Gesamtenergieverbrauch einer 40-jährigen Frau mit 75 kg Gewicht und 1,70 m Körpergröße zu berechnen, verwenden wir die Harris-Benedict-Formel mit einem Aktivitätsfaktor von 1,55 für moderate körperliche Aktivität. Die Formel lautet:

Gesamtenergieverbrauch = Grundumsatz x Aktivitätsfaktor

1. Berechnung des Grundumsatzes: Grundumsatz = 655 + (9,6 x Gewicht in kg) + (1,8 x Körpergröße in cm) - (4,7 x Alter in Jahren)

   Grundumsatz = 655 + (9,6 x 75) + (1,8 x 170) - (4,7 x 40)
   Grundumsatz = 655 + 720 + 306 - 188 Grundumsatz = 1493 kcal

2. Berechnung des Gesamtenergieverbrauchs: Gesamtenergieverbrauch = Grundumsatz x Aktivitätsfaktor

   Gesamtenergieverbrauch = 1493 kcal x 1,55
   Gesamtenergieverbrauch = 2310 kcal

Persönliches, tägliches Kalorienziel für 1KG Gewichtsverlust/Woche = 2310 - 900kcal Kaloriendefizit = 1410 kcal

Bei dieser Berechnung kann die Frau geschätzt 1410kcal pro Tag zu sich nehmen, und trotzdem 10 kg in 12 Wochen verlieren.

Wichtiger Hinweis: Wenn eine Frau viel Sport treibt und 1 kg pro Woche abnehmen möchte, indem sie täglich 900 kcal durch Aktivitäten verbraucht, gibt es bei der Ernährung einige wichtige Aspekte zu beachten, wie ausreichende Nährstoff- und Proteinzufuhr, Kohlenhydrate und Getränke, dazu in den folgenden Kapiteln mehr.

Das perfekte Kalorienziel: Wie erreiche ich zuverlässig einen wöchentlichen Gewichtsverlust von 1 KG?

Die 7.000-Kalorien-Regel, die besagt, dass ein Kaloriendefizit von 7.000 Kalorien zu einem Gewichtsverlust von einem Kilo führt, wird oft als Faustregel verwendet. Allerdings sollte man diese Regel nicht als absoluten Wert verstehen.

In seinem Buch "How Not to Diet"[4] präsentiert Michael Greger die Theorie, dass unser Körper viel komplexer ist und nicht zwangsläufig auf eine einfache Kalorienreduktion reagiert. Er stützt sich dabei auf die Auswertung zahlreicher wissenschaftlicher und unabhängiger Studien. Greger betont die Rolle des Stoffwechsels und der Hormone und weist darauf hin, dass nicht alle Kalorien gleich sind. Einige Lebensmittel können den Stoffwechsel anregen und den Körper dazu bringen, Fett zu verbrennen, während andere den Körper dazu veranlassen, Fett zu speichern.

---

[4] Greger, Michael, Julia Augustin, et. al. (2020): How not to Diet. Gesund abnehmen und dauerhaft schlank bleiben dank neuester wissenschaftlich bewiesener Erkenntnisse. Lübbe Life; 1. Aufl. 2020 Edition

Greger bezieht sich auf eine Vielzahl wissenschaftlicher Studien, die zeigen, dass der Gewichtsverlust nicht linear ist. Am Anfang eines Gewichtsverlustprogramms verliert der Körper möglicherweise mehr Wasser und Muskelmasse als Fett. Zudem argumentiert er, dass der Körper sich an eine reduzierte Kalorienzufuhr anpassen kann, indem er den Stoffwechsel reguliert.

Daher ist es wichtig, das Kalorienzählen nicht als alleinigen Maßstab zu betrachten, sondern auch auf die Qualität der Lebensmittel zu achten. Eine ausgewogene Ernährung mit gesunden Lebensmitteln, die reich an Nährstoffen sind, und regelmäßige körperliche Aktivität spielen eine entscheidende Rolle für einen nachhaltigen Gewichtsverlust.

In den kommenden 12 Wochen werden wir uns genau mit diesen Themen beschäftigen. Wir werden uns mit einer ausgewogenen Ernährung, dem Verständnis von Nährstoffen und Kalorien sowie der Bedeutung von regelmäßiger Bewegung und körperlicher Aktivität auseinandersetzen. Ein detailliertes Ernährungsprotokoll wird uns dabei helfen, unseren Erfolg zu unterstützen und Fortschritte zu verfolgen.

"How Not to Diet" von Michael Greger ist ein Buch, das sich mit effektiven und gesunden Strategien zum Abnehmen und zur Verbesserung der Gesundheit durch Ernährung beschäftigt. Das Buch basiert auf einer umfangreichen Auswertung wissenschaftlicher Studien auf dem Gebiet der Ernährung. Einige der in diesem Buch vorgestellten

15

Themen sind auch Teil dieses Programms, daher an dieser Stelle eine kurze Erklärung zum Hintergrund des Buches.

Greger legt großen Wert darauf, dass seine Informationen auf solider wissenschaftlicher Evidenz basieren. Er hat zahlreiche Studien gesichtet und analysiert, um evidenzbasierte Empfehlungen zu geben. Dabei geht er über die üblichen Diätbücher hinaus und bezieht auch weniger bekannte Forschungsarbeiten ein.

Eine wichtige Botschaft des Buches ist, dass es nicht nur darum geht, wie viel wir essen, sondern auch um die Qualität unserer Ernährung. Greger betont die Bedeutung einer pflanzenbasierten Ernährung mit reichlich Obst, Gemüse, Vollkornprodukten und Hülsenfrüchten.

In Bezug auf die generelle Aussagekraft von Ernährungsstudien weist das Buch auch auf Herausforderungen hin. Unabhängige, evidenzbasierte, Placebo-kontrollierte und doppelblind durchgeführte Studien sind entscheidend für verlässliche Ernährungsempfehlungen, da Ernährung unsere Gesundheit stark beeinflusst. Solche Studien minimieren Verzerrungen und Interessenkonflikte, steigern die Glaubwürdigkeit und Aussagekraft der Ergebnisse.

Allerdings ist die Finanzierung solcher Studien oft eine Herausforderung, da Forschung im Ernährungsbereich zeitaufwendig und kostenintensiv ist. Zudem ist es schwierig, solche Studien durchzuführen, da es viele Faktoren gibt, die das Ergebnis beeinflussen können. Zum Beispiel sind Langzeitstudien wegen der hohen Kosten und des hohen Aufwands selten. Zudem gibt es oft Schwierigkeiten bei der Kontrolle der Ernährung der Teilnehmer außerhalb des Studienumfelds.

Greger betont, dass viele Ernährungsstudien von Interessenkonflikten betroffen sind. Finanzielle Unterstützung durch Unternehmen der Lebensmittelindustrie oder andere Interessengruppen kann zu Verzerrungen führen.

Greger ist es daher sehr wichtig, unabhängige und transparente Studien vorzustellen und zu fördern, um zuverlässige Informationen über die Auswirkungen der Ernährung auf die Gesundheit zu erhalten und weiterzugeben.

Auch wenn die herkömmliche Regel, dass ein Kaloriendefizit von etwa 7.000 Kalorien zu einem Kilo Gewichtsverlust führt, mit gewissen Einschränkungen betrachtet werden sollte, gibt es dennoch gute Gründe, das Kalorienzählen und das Führen eines Ernährungsprotokolls dauerhaft in Betracht zu ziehen.

1. Bewusstsein für die Kalorienzufuhr: Durch das Kalorienzählen und das Führen eines Ernährungsprotokolls entwickeln wir ein Bewusstsein dafür, wie viele Kalorien wir täglich zu uns nehmen. Das kann helfen, sich bewusster für nährstoffreiche Lebensmittel zu entscheiden und den Konsum von ungesunden, kalorienreichen Lebensmitteln zu reduzieren.

2. Individuelle Anpassung: Jeder Körper ist einzigartig und reagiert unterschiedlich auf Kalorienzufuhr und -verbrauch. Das Führen eines Ernährungsprotokolls ermöglicht es, individuelle Muster und Reaktionen des Körpers auf die Kalorienzufuhr zu erkennen. Auf dieser Grundlage kann man seine Ernährung anpassen und optimieren.

3. Identifizierung von Problemzonen: Ein Ernährungsprotokoll kann helfen, Bereiche zu identifizieren, in denen möglicherweise zu viele Kalorien konsumiert oder ungesunde Lebensmittel gewählt werden. Das ermöglicht es, gezielt Veränderungen vorzunehmen und gesündere Alternativen zu finden.

4. Zielsetzung und Motivation: Das Setzen von konkreten Zielen und das Verfolgen der Fortschritte durch das Kalorienzählen und das Führen eines Ernährungsprotokolls kann motivierend sein. Es schafft eine klare Struktur und Verantwortlichkeit, die dabei helfen kann, auf Kurs zu bleiben und das Gewichtsziel zu erreichen.

Es ist wichtig zu beachten, dass das Kalorienzählen allein nicht ausreicht, um eine gesunde Ernährung zu gewährleisten. Die Qualität der aufgenommenen Kalorien, die Berücksichtigung des Stoffwechsels und weitere Faktoren sind ebenfalls entscheidend.

1.6. Deinen Essalltag im Blick: Tägliches Ernährungsprotokoll führen

Ein detailliertes Ernährungstagebuch kann ein wertvolles Werkzeug sein, um deine Ernährungsgewohnheiten zu analysieren und eventuelle Änderungen vorzunehmen, die notwendig sind, um deine Gesundheits- und Ernährungsziele zu erreichen.

Um deine Ernährung manuell zu protokollieren, kannst du ein Ernährungstagebuch oder eine App verwenden.

Hier sind einige wichtige Punkte, auf die du achten solltest:

1. Portionsgrößen: Miss deine Lebensmittel ab und notiere die Mengen, die du verzehrst. Verwende gegebenenfalls eine Küchenwaage oder Messlöffel, um genauere Angaben zu machen.

2. Kaloriengehalt: Schreibe die Kalorienwerte der einzelnen Lebensmittel auf. Du kannst hierfür Lebensmittelverpackungen, Online-Datenbanken oder Apps zur Nährwertberechnung nutzen.

3. Nährstoffe: Achte auf die Makronährstoffe (Proteine, Kohlenhydrate, Fette) und gegebenenfalls auf bestimmte Mikronährstoffe, die für deine Ziele wichtig sind. Notiere die entsprechenden Angaben für jedes Lebensmittel.

4. Mahlzeiten und Snacks: Vergiss nicht, auch Zwischenmahlzeiten und Snacks zu protokollieren.

Manchmal werden diese unterschätzt, können aber einen großen Einfluss auf deine Gesamtkalorienbilanz haben.

5. Flüssigkeiten: Denke daran, auch deine Getränke zu berücksichtigen. Notiere den Konsum von Wasser, Tee, Kaffee, Säften oder anderen Flüssigkeiten.

6. Regelmäßigkeit: Protokolliere deine Mahlzeiten und Snacks so genau wie möglich und versuche, dies konsequent über einen bestimmten Zeitraum durchzuführen. So erhältst du ein umfassendes Bild deiner Ernährungsgewohnheiten.

Weitere Tipps:

1. Sei so detailliert wie möglich: Denke daran, Portionsgrößen und Mengen aufzuzeichnen, wenn Du Lebensmittel oder Getränke notierst.

2. Versuche, bereits gekochte Mahlzeiten (Restaurant) gut zu schätzen, beispielsweise könntest Du den Salat im Restaurant mit einem separaten Dressing bestellen, so behältst du die Kontrolle über die Menge.

3. Kalorien können mithilfe von Lebensmitteletiketten, Rezeptrechnern oder speziellen Apps gezählt werden. Stolperfallen beim Kalorienzählen können jedoch ungenaue Schätzungen von Portionsgrößen oder die Vernachlässigung von versteckten Kalorienquellen sein.

4. Protokoll-Beispiel:

Frühstück: 1 Scheibe Toast (25g) mit Butter (10g) und 1 Scheibe Gouda á 30g, 1

Roggen-Vollkornbrötchen (60g) mit Butter (10g) und 1 TL Honig, 2 Tassen Kaffee mit

1 TL Zucker und 100ml Milch, 1 kleine Schüssel (250g) Obstsalat (aus 125g Banane und 125g Apfel), 1 Glas O-Saft 250ml.

Während des Protokollierens solltest du darauf achten, alle Lebensmittel idealerweise vor dem Essen zu notieren, denn möglicherweise übersteigt die Kalorienmenge dein Tagesziel. Auch neigen wir im hektischen Alltag dazu, Kleinigkeiten oder Getränke zu vergessen, daher sollten wir das Eintragen nicht erst am Abend vornehmen.

Beachte auch, dass es hilfreich sein kann, eine App oder eine Online-Datenbank zu verwenden, um den Prozess zu vereinfachen und genauere Informationen über Lebensmittel zu erhalten.

Beispielsweise kannst du mit einer App alle Lebensmittel und Getränke, die du konsumierst, ganz einfach erfassen und erhältst detaillierte Informationen zu ihren Nährwerten und Kaloriengehalt. Die App bietet eine umfangreiche Datenbank mit einer Vielzahl von Lebensmitteln, sodass du leicht die entsprechenden Einträge finden kannst. Zusätzlich bietet die App praktische Funktionen wie den Barcode-Scanner und vorgefertigte Mahlzeitenpläne, die das Protokollieren erleichtern.

Wenn du die App mit deiner Smartwatch oder deinem Aktivitätentracker verbindest, werden alle deine sportlichen, aufgezeichneten Aktivitäten automatisch in die App übernommen, und dein tägliches Kalorienziel wird automatisch angepasst. So weißt du recht genau, wie viele Kalorien du über den Tag zu dir nehmen darfst. Das erleichtert den Alltag und spart zusätzlich Zeit.

Die Qualität der Kalorien, sind alle Kalorien gleich?

Der Einfluss unterschiedlicher Lebensmittel auf unseren Körper

Im Hinblick auf die Gewichtskontrolle spielt nicht nur die reine Kalorienmenge eine Rolle, sondern auch die Art der Lebensmittel und Getränke, die wir konsumieren. Unterschiedliche Nahrungsmittel haben unterschiedliche Auswirkungen auf unseren Stoffwechsel, unser Sättigungsgefühl und letztendlich unser Körpergewicht.

Wir sollten uns bewusst machen, dass unsere Nahrung kein einfacher Energielieferant und unser Stoffwechsel ein komplexes System ist, das auf vielfältige Weise auf unsere Ernährung reagiert.

Studien und Erfahrungen haben gezeigt, dass Kalorien aus verschiedenen Lebensmitteln unterschiedliche Effekte auf unseren Körper haben können. Unsere Körper sind einzigartig und passen sich individuell an. Diesen Umstand können wir zu unserem Vorteil nutzen, insbesondere wenn es um das Abnehmen geht.

Es ist daher von Bedeutung, nicht nur auf die Kalorienaufnahme, sondern auch auf die Nährstoffzusammensetzung unserer Lebensmittel zu achten. In den kommenden Wochen werden wir uns ausführlich mit diesen Zusammenhängen beschäftigen und erkunden, wie wir unser Wissen über die Wirkung der Nahrung auf unseren Körper nutzen können, um unsere Gewichtsziele mühelos zu erreichen.

1.7. Tägliches Kalorienziel erreichen

Mithilfe einer Kalorienzähl-App kannst du ganz einfach erkennen, ob du dein Kalorienziel erreicht oder überschritten hast. Wie bereits erläutert, berechnet die App automatisch deine individuelle Kalorienzufuhr auf Basis deiner Angaben zu Alter, Geschlecht, Gewicht, Größe und Aktivitätslevel.

Du kannst dein Zielgewicht und das angestrebte wöchentliche Abnehmtempo (z.B. 1Kg pro Woche) festlegen, und die App zeigt dir dann an, wie viele Kalorien du täglich zu dir nehmen darfst, um dieses Ziel zu erreichen.

Wenn du deine Mahlzeiten und Snacks in die App einträgst, werden die verbrauchten Kalorien summiert und mit deinem Tagesziel verglichen. Du siehst sofort, ob du im Soll bist, dein Kalorienziel erreicht oder es überschritten hast. Die App zeigt dir auch an, wie viele Kalorien du noch zu dir nehmen darfst, um dein Ziel zu erreichen.

Dieses Feedback ermöglicht es dir, bewusste Entscheidungen zu treffen und deine Ernährung entsprechend anzupassen. Du kannst gezielt auf Nahrungsmittel zurückgreifen, die weniger Kalorien enthalten, um dein Ziel einzuhalten, oder dich bei Bedarf mehr bewegen, um zusätzliche Kalorien zu verbrennen. Eine App hilft dir dabei, den Überblick über deine Kalorienzufuhr zu behalten und deine Ziele zu erreichen.

Das Hauptziel der ersten Wochen ist das tägliche Einhalten deines Kaloriendefizits.

Kann ich mir Kalorien für den nächsten Tag aufsparen, wenn ich eingeladen bin oder in ein Restaurant gehe?

Beim Abnehmen ist es wichtig, das eigene tägliche Kalorienziel einzuhalten, anstatt Kalorien für den nächsten Tag aufzusparen. Warum ist das so? Der Grund liegt darin, dass unser Körper überschüssige Kalorien immer speichert, und zwar in Form von Körperfett. Wenn wir an einem Tag mehr Kalorien zu uns nehmen als unser Körper benötigt, werden diese als Energiereserve in Form von Fett gespeichert.

Das Aufsparen von Kalorien für den nächsten Tag kann daher zu einer ungenauen Berechnung führen. Es ist daher ratsam, Überschreitungen des Kalorienziels durch zusätzliche Bewegung auszugleichen. Durch körperliche Aktivität können wir zusätzliche Kalorien verbrennen und den Energieüberschuss kompensieren. Dies hilft uns, weiterhin im Rahmen unseres Kalorienziels zu bleiben und den Gewichtsverlust auf effektive Weise zu unterstützen.

1.8. Zusammenfassung Woche 1

Im ersten Kapitel haben wir uns eingehend mit den Grundlagen des Abnehmens beschäftigt. Zu Beginn ermittelten wir unseren individuellen Grundumsatz, um ein Verständnis dafür zu erlangen, wie viele Kalorien unser Körper in Ruhe verbraucht. Anschließend haben wir Techniken erlernt, um unsere körperlichen Aktivitäten angemessen einzuschätzen und somit unseren Gesamtenergiebedarf zu bestimmen.

Wir haben die Wichtigkeit der Energiebilanz und des täglichen Kaloriendefizits erläutert. Durch eine negative Energiebilanz, sprich das Einsparen von Kalorien, können wir erfolgreich Gewicht reduzieren. Hierbei ist es von Bedeutung, ein tägliches Ernährungsprotokoll zu führen, um die Einhaltung des Kaloriendefizits zu überwachen und zu steuern.

Eine App zum Kalorienzählen stellt dabei eine praktische Hilfestellung dar, um unser tägliches Kalorienziel zu erreichen und gleichzeitig unser Ernährungsprotokoll zu pflegen.

Indem wir diese Schritte konsequent umsetzen und unser tägliches Kalorienziel im Auge behalten, schaffen wir eine stabile Basis für unseren Erfolg beim Abnehmen. Im folgenden Abschnitt werden wir uns mit der Auswahl hochwertiger Lebensmittel und deren Einfluss auf den Gewichtsverlust beschäftigen.

1.9. Checkliste zum Abhaken

Kannst du die folgenden Aussagen mit JA bestätigen? Herzlichen Glückwunsch, dann hast Du die 1. Woche erfolgreich gemeistert. Wenn du dir noch nicht sicher bist, schau dir den Teil im vorherigen Kapitel am besten noch einmal an.

- Ich habe meinen persönlichen Grundumsatz mithilfe der bereitgestellten Formeln berechnet.
- Ich habe meine Aktivitäten richtig eingeschätzt und meinen Gesamtenergiebedarf berechnet.
- Ich verstehe die Bedeutung der Energiebilanz und des täglichen Kaloriendefizits für den Gewichtsverlust.
- Ich führe täglich ein Ernährungsprotokoll, um mein Kaloriendefizit zu überwachen.
- Ich nutze eine App, um mein tägliches Kalorienziel einzuhalten und mein Ernährungsprotokoll zu führen.
- Ich habe mein aktuelles Gewicht notiert, und die drei Messpunkte (Bauch, Bauchnabel und Taille) um meinen Gewichtsverlust wöchentlich zu dokumentieren

Durch das Abhaken dieser Punkte kannst du sicherstellen, dass du die wichtigsten Konzepte und Schritte des ersten Kapitels erfolgreich umgesetzt hast und gut vorbereitet bist, um mit dem nächsten Kapitel fortzufahren.

Persönlicher Erfahrungsbericht einer Teilnehmerin des Programms:

Während meiner Teilnahme am Programm "10KG in 12 Wochen" habe ich eine unglaubliche Menge über mich selbst und meine Ernährung gelernt. Anfangs war ich skeptisch, ob das Kalorienzählen wirklich etwas bringt und ob es überhaupt zu meinem Alltag passt. Doch ich war positiv überrascht, wie viel einfacher es war als gedacht.

Die Nutzung einer App hat dabei eine große Rolle gespielt und mir viel Spaß gemacht. Das Eintragen meiner Mahlzeiten und Getränke war viel leichter als erwartet. Es war erstaunlich, wie bewusst ich mich plötzlich fragte: "Muss das jetzt sein? Muss ich das jetzt essen?" Diese Veränderung im Denken hat mir geholfen, bewusste Entscheidungen zu treffen und gesündere Optionen zu wählen.

Obwohl ich wenig Zeit hatte, habe ich es geschafft, täglich mein Ernährungsprotokoll zu führen. Es war gar nicht so schwer wie gedacht und machte sogar Spaß. Es hat mir geholfen, meinen Alltag genauer zu betrachten und zu erkennen, wo ich meine Gewohnheiten verbessern kann.

Eine der größten Erkenntnisse, die ich gewonnen habe, war der Blick auf meine "blinden Flecke". Ich habe erkannt, dass ich oft zu viel Fett in meiner Ernährung verwende, ohne es wirklich zu bemerken. Ich

27

dachte immer, Zucker sei der Übeltäter! Das Protokollieren half mir, bewusster mit meiner Nahrungszusammensetzung umzugehen und gesündere Entscheidungen zu treffen.

Insgesamt bin ich begeistert von den Veränderungen, die ich durch das Protokollieren meiner Ernährung und die Nutzung der Yazio App erlebt habe. Es hat mir geholfen, meinen blinden Fleck zu entdecken und meine Gewohnheiten zu verbessern. Ich fühle mich gesünder und energiegeladener und bin hochmotiviert, weiterhin an meinem Abnehmziel zu arbeiten.

"You can not out-train a bad diet." Amerikanisches Sprichwort

1.10. Hilfreiche Praxis-Tipps für die erste Woche

Tipp1: "Big Brother is watching"

Kontrolle durch Abnehm-Buddy oder Gruppe, wie in der "10 KG in 12 Wochen Partner-Challenge".

Gemeinsam macht das Abnehmen gleich doppelt so viel Spaß und ist noch motivierender! Ein Abnehm-Buddy oder eine Gruppe können eine unschätzbar wertvolle Unterstützung auf dem Weg zu deinen Zielen sein. Durch regelmäßigen Austausch über Fortschritte und Herausforderungen könnt ihr euch gegenseitig motivieren und inspirieren. Die gemeinsame Verantwortung und das gegenseitige

Interesse helfen dabei, sich bewusster mit Ernährung und Gewohnheiten zu beschäftigen und konsequent am Ball zu bleiben.

Die Partner-Challenge und das Einzelcoaching bieten ideale Voraussetzungen für deinen Erfolg. Neben dem täglichen Protokollieren erhältst du wöchentliche Zoom-Meetings und die zusätzliche Unterstützung deiner Partnerin sowie von mir als Trainerin. Gemeinsam arbeiten wir darauf hin, das bestmögliche Ergebnis zu erzielen – sei es als Teil der Partner-Challenge oder im Rahmen des Einzelcoachings. Wenn du Interesse an der Teilnahme hast, zögere nicht, mir eine Nachricht zu schicken (termin@juliane-fit.de) oder besuche meine Webseite für weitere Informationen (juliane-fit.com). Ich freue mich auf Deine Nachricht!

Tipp2: Tägliche Gewichtskontrolle

Das tägliche Wiegen kann beim Abnehmen auf verschiedene Weise hilfreich sein. Es ermöglicht uns, uns bewusst zu werden, wie sich unser Gewicht verändert, und Verantwortung für unsere Ernährung und unseren Lebensstil zu übernehmen. Durch die tägliche Gewichtsmessung können wir frühzeitig Trends erkennen, anstatt nur auf wöchentliche oder monatliche Veränderungen zu warten.

Zusätzlich dient das tägliche Wiegen als Motivation und Belohnung für unsere Bemühungen. Positive Fortschritte können uns anspornen, weiterhin gesunde Entscheidungen zu treffen und auf dem richtigen Weg zu bleiben. Andererseits ermöglicht es uns, Auslöser zu identifizieren, wenn unser Gewicht stagniert oder sogar steigt. Durch die regelmäßigen Messungen können wir mögliche Fehlerquellen in unserer Ernährung und unserem Lebensstil genauer analysieren.

Das tägliche Wiegen kann uns auch dabei unterstützen, unsere Abnehmstrategie anzupassen, wenn wir nicht die gewünschten Fortschritte machen. Zu Beginn einer Ernährungsumstellung ist sehr wichtig zu beachten, dass Wasserschwankungen den Erfolg auf der Waage maskieren und trüben können. Wenn wir unsere Ernährung ändern und weniger Kalorien zu uns nehmen, kann dies zu einer vorübergehenden Reduzierung von Wasser führen. Das führt dazu, dass wir anfangs scheinbar schnell Gewicht verlieren, obwohl es sich in Wirklichkeit größtenteils um Wasserverlust handelt. Diese Wasserschwankungen können demotivierend sein, da sie den tatsächlichen Fortschritt verdecken. Ein plötzlicher Anstieg des Gewichts kann dementsprechend auf Wassereinlagerungen zurückzuführen sein und zu Frustration führen, selbst wenn wir uns an unsere Diät halten.

Im späteren Kapitel des Programms zeige ich dir, wie du mit diesen Wasserschwankungen umgehen kannst und dich nicht von kurzfristigen Veränderungen auf der Waage entmutigen lässt.

Schließlich ist noch wichtig zu erwähnen, dass das tägliche Wiegen nicht für jeden geeignet sein kann. Einige Menschen könnten dadurch übermäßigen Stress erleben oder sich zu sehr auf das Gewicht fokussieren, was zu einer negativen Beziehung zum Körper führen kann. Es ist ratsam, die individuelle Einstellung zum Wiegen zu berücksichtigen und bei Bedarf auch andere Indikatoren wie Körpermaße, Energielevel und allgemeines Wohlbefinden in Betracht zu ziehen, um eine ganzheitliche und gesunde Herangehensweise an das Abnehmen zu gewährleisten.

2.

BAUSTEIN 2: WENIGER HEISSHUNGER DURCH DIE AUSWAHL DER RICHTIGEN LEBENSMITTEL UND DAS AUSSORTIEREN MÖGLICHER DIÄT-SABOTEURE

2.1. Ziele der zweiten Woche

"Die größte Entdeckung meiner Generation ist, dass ein Mensch seine Essgewohnheiten ändern kann, indem er seine Denkgewohnheiten ändert." - Albert Schweitzer

In dieser Woche konzentrieren wir uns auf die Auswirkungen von unterschiedlichen Lebensmitteln auf den Abnehmerfolg.

Wir werden erkunden, wie die Lebensmittelindustrie unsere Essgewohnheiten beeinflusst und warum wir regelrecht süchtig nach bestimmten Lebensmitteln werden können. Außerdem werden wir unsere persönlichen Diät-Saboteure analysieren, aussortieren und nach besseren Alternativen suchen.

Ziel ist es, eine Umgebung zu schaffen, die uns bei unserem Abnehmziel unterstützt und uns gesündere Entscheidungen treffen lässt.

Bis zum Ende dieser Woche wirst du Folgendes erreicht und verstanden haben:

1. Ein Verständnis dafür entwickeln, wie sich verarbeitete Lebensmittel im Vergleich zu natürlichen Lebensmitteln auf unseren Körper auswirken.
2. Erkennen, wie die Lebensmittelindustrie uns negativ beeinflusst und warum wir süchtig nach bestimmten Lebensmitteln werden oder nicht aufhören können, sie zu essen.
3. Analyse deiner persönlichen Diät-Saboteure und Identifizierung von Alternativen, um bessere Entscheidungen zu treffen.
4. Aussortieren von Lebensmitteln, die uns im Weg stehen
5. Verzicht auf Alkohol als Teil des Programms und Verständnis dafür, warum Alkohol beim Abnehmen kontraproduktiv sein kann.
6. Finden von geeigneten Alternativen, Zusammenstellen von Mahlzeiten und Auffüllen deiner Vorräte mit gesunden, sättigenden Lebensmitteln zu Hause

2.2. To dos Woche 2

- Analyse der persönlichen Diät-Saboteure und Aussortieren von kontraproduktiven Lebensmitteln
- Deine perfekten Lebensmittel finden: Alternativen erkennen und maßgeschneidert einkaufen
- Entdecken einfacher, passender Mahlzeiten für einen reibungslosen Start.
- Planung der kommenden Wochen, inklusive Einkaufen, Vorbereiten und Kochen.
- Erkennen schwieriger Situationen, die Heißhungerattacken auslösen könnten, und das Festlegen von alternativen Handlungsmöglichkeiten.

2.3. Analyse der persönlichen Diät-Saboteure

"Der größte Sieg liegt darin, sich selbst zu besiegen." - Plato

Eines der größten Hindernisse bei einer Diät ist der Hunger. Wenn wir unseren Hunger unter Kontrolle haben, fällt es uns leichter, auf bestimmte Lebensmittel zu verzichten. Doch gerade in den ersten Tagen einer Kalorienrestriktion kann es passieren, dass wir starken Hunger verspüren - möglicherweise den ganzen Tag über. Dieser Hunger kann nicht nur auf das Kaloriendefizit zurückzuführen sein, sondern auch auf die Auswahl der Lebensmittel, die wir konsumieren, und wie unser Körper darauf reagiert. Im Folgenden wird genauer erläutert, warum das so ist.

35

Unser Körper ist genetisch darauf programmiert, Kalorien zu speichern und auf mögliche Hungersnöte vorbereitet zu sein. Wenn wir zu wenig Kalorien aufnehmen, sendet der Körper Signale aus, um den Hunger zu verstärken und den Gewichtsverlust zu verlangsamen. Dieses genetische Programm dient dem Überleben, da es sicherstellt, dass wir genügend Energiereserven haben, um längere Zeiten ohne Nahrung zu überstehen.[5]

Wenn wir also ein großes Kaloriendefizit haben, kann es dazu führen, dass wir ständig an Essen denken und ein starkes Hungergefühl verspüren. Das ist eine normale Reaktion des Körpers, der versucht, den Gewichtsverlust zu minimieren und den Energiehaushalt im Gleichgewicht zu halten.

Es ist wichtig zu verstehen, dass diese Reaktion des Körpers nichts mit Willenskraft oder einem persönlichen Versagen zu tun hat. Es ist eine natürliche biologische Antwort, die in uns verankert ist. Indem wir uns dessen bewusst werden und die richtigen Strategien anwenden, können wir den Hunger unter Kontrolle halten und erfolgreich unser Gewichtsziel erreichen.

Es mag tröstlich sein zu erkennen, dass du nicht allein bist, wenn du ständig von Essensgedanken und einem anhaltenden Hungergefühl geplagt wirst. Viele von uns befinden sich in derselben Lage. Der

---

[5] Redman LM, Heilbronn LK, Martin CK, et al. Metabolic and behavioral compensations in response to caloric restriction: implications for the maintenance of weight loss. PLoS ONE. 2009;4(2):e4377.

Grund dafür liegt in unserer heutigen Ernährung, die oft reich an verarbeiteten Lebensmitteln ist und uns kaum eine Chance gibt, diesem Kreislauf zu entkommen.

Die Suchtexperten Dr. Schindler und Dr. Zachenhofer beschreiben in ihrem faszinierenden Buch[6] die Parallelen zwischen Suchtmitteln und den Auswirkungen der Lebensmittelindustrie. In Experimenten, in denen Ratten vor die Wahl zwischen starken psychoaktiven Drogen oder Oreo-Keksen gestellt wurden, entschieden sich die Ratten kurioserweise immer für die Kekse, auch wenn sie die Wirkung der Drogen bereits kannten.

Kein Wunder also, dass wir starkes Verlangen nach bestimmten Lebensmitteln haben, denn es ist kein Zufall. Durch den regelmäßigen Konsum bestimmter Lebensmittel hat sich unser Gehirn verändert, was dazu führt, dass wir starkes Verlangen nach ihnen haben und es schwer fällt, uns zu kontrollieren.

Dieses Verlangen wird in der Medizin als "Craving" bezeichnet und ist ein unstillbares Bedürfnis nach bestimmten Lebensmitteln, normalerweise nach fettigen, süßen oder salzigen, verarbeiteten Lebensmitteln. Es ist wichtig zu wissen, dass "Craving" nicht echter Hunger ist, sondern ein unnatürliches Verlangen, das wir nicht hätten,

---

[6] Dr. Schindler und Dr. Zachenhofer (2019): Abnehmen für hoffnungslose Fälle. Hardcore-Tipps aus der Suchtmedizin. edition a; 1. Edition

wenn unser Körper und Gehirn diese künstlichen Lebensmittel nicht kennen würden.

Laut den Suchtmedizinern gilt die Faustregel: "Je raffinierter die Verarbeitung, je geschmacksintensiver, je aromatisierter die Lebensmittel sind, die wir regelmäßig essen, desto stärker werden wir ein unbändiges Verlangen nach ihnen entwickeln.

Die gute Nachricht ist: Wir werden aber kaum wegen Obst, Salat oder Vollkornbrot dieses "unkontrollierbare Verlangen" entwickeln.

Die cleveren Tricks der Lebensmittelindustrie zur Gewinnmaximierung

Die Nahrungsmittelkonzerne haben clevere Techniken entwickelt und perfektioniert, die darauf abzielen, den Konsum ihrer Produkte maximal zu steigern. Ihr Ziel ist es, Lebensmittel herzustellen, die unglaublich lecker sind und eine hohe Nachfrage hervorrufen, sodass wir einfach nicht aufhören können, sie zu kaufen und zu konsumieren. Das wird erreicht, indem sie stark verarbeitet und ihnen wichtige Nährstoffe und Ballaststoffe entzogen werden. Zusätzlich werden unnatürliche Zutaten wie große Mengen isolierter Zucker, Alkohol, Salz, Fett oder Geschmacksverstärker künstlich hinzugefügt.

Diese hochverarbeiteten Lebensmittel wirken besonders stark auf unser Belohnungssystem, da sie zu besonders hoher Ausschüttung des Glückshormons Dopamin führen können. Besonders fettiges oder süßes Essen kann Dopaminausschüttungen auslösen. Künstliche Lebensmittel können daher ähnliche Effekte haben wie Drogen und zu Toleranzentwicklung und Abhängigkeit in unserem Gehirn führen[7].

Fazit: Es lässt sich feststellen, dass die mangelnde Disziplin bei Diäten nicht bloß auf persönliche Schwäche oder einen individuellen Mangel an Willenskraft zurückzuführen ist. Vielmehr ist das toxische, unnatürliche Ernährungsumfeld unserer heutigen Zeit maßgeblich dafür verantwortlich.

Ähnlich wie bei starken Drogen und Alkoholabhängigkeit besteht die einzige Lösung darin, sämtliche stark verarbeitete Lebensmittel, auf die wir so stark reagieren, konsequent zu meiden. Es ist entscheidend, sie aus unserer Einkaufsliste zu streichen, aus unserem Haushalt zu entfernen und vor allem auch unsere Kinder vor ihnen zu schützen.

Sucht-Quiz: Neige ich bei der Ernährung zu Suchtverhalten?

In ihrem Buch listen die Suchtmediziner einige Aussagen aus dem "Food Cravings Questionaire-Trait" welches zur Identifizierung von suchtartigem Ernährungsverhalten beitragen soll. Der Food Cravings Questionnaire-Trait (FCQ-T) ist ein Fragebogen zur Erfassung von individuellen Essensgelüsten.

---

[7] Dr. Schindler und Dr. Zachenhofer (2019): Abnehmen für hoffnungslose Fälle. Hardcore-Tipps aus der Suchtmedizin. edition a; 1. Edition

Wer analysieren möchte, ob ein Suchtverhalten vorliegt, markiert einfach mit "JA", ob die folgenden Aussagen zutreffen. Je mehr Aussagen du mit "JA" markiert hast, desto stärker dürfte dein "Craving" (also deine chemische Abhängigkeit nach bestimmten Lebensmitteln) sein.

Wenn ich ein starkes Verlangen nach einem bestimmten Lebensmittel spüre…

- weiß ich, dass ich nicht mehr aufhören kann, es zu essen, wenn ich erst einmal angefangen habe.
- verliere ich oft die Kontrolle und esse zu viel
- denke ich ohne Pause darüber nach, wie ich das bekomme, was ich essen möchte
- merke ich, dass ich gleich plane, etwas zu essen
- bin ich meistens gelangweilt, wütend oder traurig.
- verliere ich jegliche Kontrolle
- denke ich so lange weiter ans Essen, bis ich es tatsächlich esse
- verzehren mich die Gedanken daran geradezu

Außerdem habe ich…
- das Gefühl, ständig ans Essen zu denken
- nicht die Willenskraft, um meinen Gelüsten zu widerstehen
- das Gefühl, nicht mehr aufhören können zu essen, wenn ich erst einmal angefangen habe

40

- das Gefühl, trotz meiner Bemühungen nicht aufhören zu können, permanent ans Essen zu denken
- Schwierigkeiten, Essen zu widerstehen, wenn appetitliche Nahrungsmittel in meiner Reichweite stehen
- Probleme, mich bei negativen Gefühlen nicht mit Essen zu trösten

Keine Sorge, wenn du dich in den Beschreibungen wiedererkennst und viele der Fragen mit JA beantwortet hast. Die gute Nachricht ist: Dein Zustand ist im Grunde genommen völlig normal. Möglicherweise haben jedoch der Konsum von verarbeiteten, künstlichen Lebensmitteln zu Veränderungen in deinem Gehirn geführt, die dein Verlangen nach bestimmten Lebensmitteln verstärken und es schwierig machen, Einschränkungen zu akzeptieren.

Glücklicherweise lassen sich diese Veränderungen teilweise wieder rückgängig machen, und genau das wollen wir in den nächsten Wochen erreichen.

Diät-Saboteur Alkohol

Alkohol ist eine giftige Substanz, die der Körper als oberste Priorität abbaut, um sie loszuwerden. Das kann nach dem Sport oder während einer Diät problematisch sein, da der Körper zuerst den Alkohol verarbeiten muss anstatt Körperfett zu verbrennen. Der Stoffwechsel wird durch den Alkoholabbau vorübergehend beeinflusst, was zu einer Verzögerung des Fettabbaus führen kann.

Darüber hinaus wirkt Alkohol als Appetitstimulans und hat beruhigende Eigenschaften. Regelmäßiger Alkoholkonsum erhöht das Risiko für eine Gewichtszunahme.[8] Denn genauso wie Lebensmittel liefert Alkohol dem Körper Energie, aber der Unterschied zu Nahrung ist, dass Alkohol im Körper nicht als Körperfett gespeichert werden kann.

Die schlechte Nachricht also vorweg: Da die Alkohol-Energie vom Körper nicht gespeichert werden kann, sondern sofort verwertet werden muss, heißt das automatisch, dass weitere Kalorien, die aus anderen Quellen (Essen und alkoholfreie Drinks) stammen, zwangsläufig als Körperfett gespeichert werden müssen[9].

Das bedeutet, wenn wir während des Essens Alkohol trinken, werden im Grunde alle Kalorien des Essens zwangsläufig als Körperfett gespeichert. Auch wenn wir nur "trinken" und nichts dazu essen, enthalten fast alle alkoholischen Getränke zusätzlich Zucker (so gut wie niemand trinkt puren Alkohol), der dann ebenfalls als Körperfett eingelagert wird.

Alkohol kann zusätzlich ein körperliches Ungleichgewicht oder Vitamindefizit (Thiamin, Vitamin B1, Vitamin B12,Folsäure, Zink) verursachen, da er die Aufnahme bestimmter Vitamine hemmt oder

---

[8] Lockman KA. Editorial: alcohol and obesity—the double peril. Aliment Pharmacol Ther. 2015;41(7):694.
[9] Porter, William (2015). Alcohol Explained. 1. Ausgabe. CreateSpace Independent Publishing Platform.

verzögert. Dieser Vitaminmangel kann ebenfalls Hunger auslösen und dazu führen, dass wir uns nach einer Mahlzeit nicht satt fühlen.

Wenn wir Alkohol trinken gerät unser körperliches Gleichgewicht sowie unser natürliches Hunger-Satt-Gefühl in sechsfacher Weise durcheinander:

1. Alkohol hemmt den Abbau von Körperfett
2. Alkohol enthält leere Kalorien
3. Alkohol verursacht Überessen und macht hungriger, als wir eigentlich sind (wg. der Vitamin-Defizite und als körperliche Reaktion auf die "Vergiftung")
4. Alkohol verursacht Gelüste nach fettem Essen mit vielen Kalorien
5. Alkohol enthemmt und verursacht, dass uns Figurziele in dem Moment "egal" werden
6. Alkohol betäubt und wir merken das Sättigungsgefühl nicht

Alkohol macht hungrig nach ungesunden Lebensmitteln

Dr. Nutt nennt in seinem spannenden Buch "Drink?"[10] (über die negativen Auswirkungen von Alkoholkonsum) die Gründe, warum wir nach einer durchzechten Nacht nicht am Döner-Stand vorbeikommen. Alkoholkonsum kann dazu führen, dass unser Blutzuckerspiegel sinkt und folglich Heißhunger auf Fettiges, Kalorienreiches oder Süßes

---

[10] Professor Nutt, David (2020). The Science of alcohol and your health. 1. Ausgabe. Yellow Kite.

verursachen. Außerdem kann Alkohol unsere Willenskraft reduzieren, denn schon ein Glas enthemmt und uns dazu verleiten, weniger diszipliniert zu sein. Das liegt daran, dass Alkohol die Selbstkontrolle und Willenskraft enorm beeinträchtigt, was dazu führen kann, dass wir ungesunde Lebensmittel essen wollen oder unsere Diätpläne vernachlässigen.

Auch ist wichtig zu beachten, dass Alkohol viele Kalorien enthält, beispielsweise hat ein Glas Wein etwa 120 Kalorien, während ein Bier etwa 150 Kalorien hat.

Es ist folglich einfacher, während einer Diät vollständig auf Alkohol zu verzichten, anstatt "nur ein Glas" trinken zu wollen, weil selbst schon ein kleiner Schluck unser Verlangen nach ungesundem Essen steigern und dazu führen kann, dass wir weniger kontrolliert sind.

Finde deine persönlichen Diät-Saboteure

Auf welche Lebensmittel und Getränke reagierst du am stärksten? Was kannst du einfach nicht aufhören zu essen oder zu trinken, auch wenn du es eigentlich gar nicht wolltest? Bei welchen Lebensmitteln verlierst du gewöhnlich die Kontrolle über die Menge?

Schau bewusst in deine Schränke, Regale und alle Verstecke und achte darauf, welche Lebensmittel du normalerweise zu Hause lagerst und automatisch einkaufst.

- Verarbeitete, künstliche Lebensmittel
- Süßigkeiten
- Schokolade und süße Desserts, zuckerhaltige Milchprodukte usw.
- Chips und salziges Knabberzeug
- Alkohol
- Zuckerhaltige Soft-Drinks oder Light-Drinks
- Zuckerhaltige Säfte
- Kohlenhydrate ohne Nährwert (Weißmehlprodukte)
- Backwaren wie Kuchen und Muffins
- Eis
- Pizza
- Fast-Food, Pommes, Burger usw.
- Frittiertes und Verarbeitetes
- Tiefkühl-Fertiggerichte
- Fertiggerichte, Dosen, Suppen

Wenn du deine persönlichen "schwarzen Schafe" nicht wegwerfen möchtest oder deine Familie sie weiterhin konsumieren will, dann verschenke sie oder stelle sie ganz hinten in den Schrank, sodass du gar nicht erst in Versuchung kommst, sie zu essen. Am einfachsten ist es natürlich, diese Lebensmittel gar nicht erst zu Hause zu haben.

Halte dich am besten an die einfache Regel: "Was nicht zu Hause ist, wird nicht gegessen"

2.4. Finde deine perfekten Lebensmittel: Alternativen erkennen und maßgeschneidert einkaufen

Ziel dieses Programms ist es, langfristig die beste Grundlage für deine Ernährung und den dauerhaften Gewichtsverlust zu schaffen. Dazu gehören der richtige Einkauf und das Vorhandensein passender Lebensmittel zu Hause.

Glücklicherweise wirken die meisten unverarbeiteten, natürlichen Lebensmittel ganz anders in unserem Körper als künstliche, verarbeitete Lebensmittel. Der Körper kann natürliche Lebensmittel besser verarbeiten als künstliche, denn auf diese ist er genetisch programmiert.

Besonders wichtig sind Ballaststoffe, die nur in pflanzlichen Lebensmitteln vorkommen. Ballaststoffe sind unverdauliche Nahrungsbestandteile, die in pflanzlichen Lebensmitteln wie Obst, Gemüse, Hülsenfrüchten und Vollkornprodukten enthalten sind. Sie fördern die Verdauung, regulieren den Blutzuckerspiegel und sorgen für ein lang anhaltendes Sättigungsgefühl. Beim Abnehmen sind sie besonders förderlich, da sie das Volumen der Nahrung erhöhen und dadurch das Hungergefühl reduzieren können.

Lebensmittel mit einem höheren Ballaststoffgehalt haben eine ausgleichende Wirkung auf den Blutzucker, da der Zucker langsamer in die Blutbahn gelangt und besser verstoffwechselt werden kann.

Pflanzliche Proteine können zudem beim Abnehmen hilfreicher sein als tierische Proteine, da sie neben Proteinen auch Vitamine und Ballaststoffe enthalten. Tierische Proteine hingegen enthalten weder Ballaststoffe noch nennenswerte Vitamine.

Zudem ist es empfehlenswert, ganze Früchte und Gemüse sowie Vollkornprodukte (statt Weißmehl und raffinierten Kohlenhydraten) zu konsumieren anstatt isolierte Säfte, da in der vollständigen Frucht oder Gemüse die wertvollen Ballaststoffe enthalten sind.

Finde dein persönliches Upgrade

Hier einige erste Ideen, womit du deine aussortierten Lebensmittel ersetzen könntest

Brötchen/Baguette	Vollkornbrot, Vollkorn-Toast, Roggen-Knäckebrot, Chia-Brot
Nachtisch	Joghurt mit Obstsalat, Obst mit Nüssen, Obst-Smoothie
Fleisch/Burger	Tofu, Kichererbsen, rote Linsen (Patties), Bohnen-Burger
Nudeln	Vollkornpasta, Vollkornreis, Linsen-Nudeln, Soba-Nudeln

Schokolade	Datteln, Kakao aus Rohschokolade (mit Honig gesüßt), Studentenfutter
Süßigkeiten	Datteln & Nüsse, Trockenobst, Studentenfutter, Bananenbrot
Chips/Knabbe rzeug	Gemüse-Chips, Popcorn (selbstgemacht), Oliven, Mandeln
Pizza	selbstgemachte (Vollkorn-)Pizza mit Gemüse und wenig Käse
Käse oder Wurst-Aufschnitt	Humus-Dip, Avocado-Aufstrich, Frischkäse und Avocado
Pommes	selbstgemachte Kartoffel-Sticks, Ofenkartoffeln, Süßkartoffeln

2.5. Finde einfache Mahlzeiten für den Einstieg

Nachdem du die kontraproduktiven Lebensmittel aussortiert und einige gesunde Alternativen gefunden hast, möchtest du sicherlich passende Mahlzeiten finden, die wenig Zeit in Anspruch nehmen und den Einstieg in deine Ernährungsumstellung erleichtern.

Es gibt verschiedene Möglichkeiten, wie du dabei vorgehen kannst.

Eine Option ist die Nutzung von Rezeptdatenbanken wie Datenbanken von großen Supermarktketten oder Online Rezept-Sammlungen. Dort findest du eine Vielzahl von Rezepten, die nach verschiedenen Kriterien wie Zubereitungszeit, Zutaten oder Art der Gerichte gefiltert werden können. Durch die Auswahl von einfachen Rezepten, die deinen Vorlieben entsprechen, kannst du schnell und unkompliziert gesunde Mahlzeiten finden.

Eine weitere hilfreiche Ressource bieten viele Kalorienzähl-Apps in der Vollversion. Neben dem Ernährungsprotokoll bieten einige der Apps auch eine große Auswahl an Rezepten, die speziell auf deine individuellen Ziele und Präferenzen zugeschnitten sind. Du kannst nach einfachen und schnellen Gerichten suchen und diese in dein tägliches Ernährungsprotokoll integrieren.

Wenn du bereits einige Gerichte hast, die du gerne kochst, kannst du diese als Basis nehmen und sie nach und nach abwandeln, um sie gesünder zu gestalten. Du kannst beispielsweise die Menge an Fett reduzieren, gesündere Zutaten hinzufügen oder die Zubereitungsmethode anpassen. Auf diese Weise behältst du vertraute Geschmacksrichtungen bei, aber machst die Gerichte gesünder.

Eine weitere Möglichkeit ist es, sich auf einfache Gerichte wie Suppen, Bowls und Salate zu beschränken. Diese sind oft schnell zubereitet, können vorgekocht oder vorbereitet werden und bieten viele Möglichkeiten, verschiedene Zutaten und Geschmacksrichtungen zu kombinieren. Du kannst Suppen und Salate mit einer Vielzahl von

Gemüsesorten, pflanzlichem Protein wie Bohnen, Linsen oder Tofu und gesunden Dressings oder Brühen zubereiten.

Insgesamt geht es darum, durch verschiedene Ressourcen und Strategien passende Mahlzeiten zu finden, die deinen Bedürfnissen entsprechen und den Einstieg in die Umstellung erleichtern.

2.6. Planung der kommenden Wochen

Die kommenden Wochen sollen vor allem Bewusstsein, strategisches Handeln und Planung in Deinen Familienalltag bringen. Denn es hat sich in der Praxis gezeigt, dass es ohne Planung und vorausschauendes Handeln nicht geht. Ebenfalls scheint das "intuitive Essen" für viele nicht zu funktionieren, selbst Ernährungsberatern bereitet die korrekte intuitive Einschätzung von Mahlzeiten in Bezug auf Kalorienmenge und Nährwerte große Probleme.

Das bedeutet, wenn Du schnelle und sichere Ergebnisse möchtest, kommst Du in den nächsten Wochen um eine gute Planung nicht herum. Natürlich benötigst du dafür zusätzlich Zeit, die Du Dir entweder freischaufeln oder eine andere Aktivität dafür "hergeben" musst.

Stell dir die folgenden Fragen

- Wann könnte ich oder meine Familie am besten einkaufen?
- Wann könnte ich vorkochen?

- An welchen Tagen nehme ich Essen mit ins Büro?
- Habe ich passende Kochbücher, Rezeptdatenbanken oder Apps?
- Würde ich lieber neue Gerichte ausprobieren oder die Familiengerichte anpassen, damit sie meinen Ernährungszielen entsprechen?
- Zusammengefasst: An welchen Tagen könnte ich die Folgewoche vorausplanen, in Bezug auf Einkaufen, Kochen, Mahlzeiten, Bewegung?

Dein Alltag lässt Dir keine Zeit für die Rezept-Recherche? Kein Problem, wenn du möchtest, schicke ich dir gerne eine Übersicht der besten Datenbanken und Apps sowie einen Mahlzeitenbaukasten für den Einstieg per E-Mail zu: termin@juliane-fit.de

"Motivation wird überbewertet, meistens ist das Umfeld wichtiger." James Clear

Es ist von großer Bedeutung zu überlegen, wer dich bei der Umsetzung deines Vorhabens unterstützen und möglicherweise selbst davon profitieren könnte. Es wäre hilfreich zu überlegen, wie dein Partner, deine Familie oder deine Kinder von deinen Zielen profitieren und wie sie dich bei der Umsetzung unterstützen können. Gleichzeitig ist es wichtig, Maßnahmen zu ergreifen, um sicherzustellen, dass sie dein Vorhaben nicht unbewusst sabotieren.

Es kann möglicherweise vorkommen, dass deine Familie nicht sofort positiv auf deine Pläne reagiert. Daher ist es entscheidend, das Thema sensibel anzusprechen und so vorteilhaft wie möglich anzukündigen.

Wenn du denkst, dass es deinen Kindern nicht schaden würde, auch etwas gesünder zu essen, könntest du zunächst nur geringfügige Veränderungen bei den Mahlzeiten vornehmen und ausprobieren, ob es ihnen schmeckt. Es ist wichtig, das nicht zu einem großen Ereignis zu machen, wie zum Beispiel "die Ankündigung einer 12-wöchigen Detox-Zeit ohne Süßigkeiten bis Ostern". Stattdessen könntest du attraktive Alternativen anbieten und schrittweise vorgehen.

Mein Sohn fragt zum Beispiel immer nach einem Nachtisch. Ich biete ihm dann statt Pudding Joghurt mit Honig, selbstgemachten Hirsebrei, einen Obst- und Rohkost-Teller oder eine leckere Trockenobst-Nuß-Mischung an. So merkt er gar nicht, dass es eine Veränderung gab. Am besten lassen wir den Kindern nicht zu viele Wahlmöglichkeiten, denn das überfordert sie meistens nur unnötig.

Es ist entscheidend, dass deine Familie versteht, wie ernsthaft dir deine Ziele sind und um ihre Unterstützung bittest - sei es moralisch oder organisatorisch. Ihr könnt gemeinsam einen Wochenplan erstellen, um festzulegen, wer wann einkaufen geht und kocht. Denn Planung ist der Schlüssel zum Erfolg! Wenn du nach einem stressigen Tag nur eine kalte Pizza im Kühlschrank findest, ist es unwahrscheinlich, dass du noch die Motivation hast, einen frischen

Salat zuzubereiten. Es ist hilfreich, abends oder am Wochenende Vorbereitungen für den nächsten Tag oder die kommende Woche zu treffen. Es mag anfangs etwas Übung erfordern, aber es macht die Umsetzung deiner Ziele viel einfacher, besonders in den ersten Wochen.

2.7. Identifizierung von Auslösern für ungesunde Essgewohnheiten

Welches sind im Alltag Deine größten Stress-Momente, in denen Du normalerweise dazu neigst, die Kontrolle über dein Essverhalten zu verlieren und zu ungesunden Lebensmitteln, Zucker oder Alkohol zu greifen?

Es gibt viele Faktoren, die dazu beitragen können, dass wir in stressigen oder belastenden Situationen unkontrolliert essen oder trinken oder uns mit Essen oder Alkohol belohnen.

Es ist also sehr empfehlenswert, vorab in einem entspannten Moment mögliche Stress-Situationen im Alltag zu identifizieren, die uns regelmäßig zum Verhängnis werden und unsere Gesundheitsziele sabotieren könnten. Je mehr Bewusstsein wir auf diese Situationen lenken, desto besser werden wir mit ihnen fertig. Auch können wir vorab alternative Handlungsweisen definieren, die uns im konkreten Moment helfen, nicht gleich automatisch zur Schoki oder zum Wein zu greifen.

Einige mögliche Auslöser für Heißhunger und unkontrolliertes Essen im Alltag könnten sein:

Zeitmangel: Wir als Mütter stellen unsere eigenen Bedürfnisse gerne an die allerletzte Stelle und haben oft wenig Zeit für uns selbst, was zu permanentem Stress und Belastung führen kann. Wir können nach einem langen Tag leicht in Versuchung geraten, fertiges, ungesundes Essen zu uns zu nehmen, um schnell den Hunger zu stillen und weil uns die Zeit und die Kraft fehlt, noch etwas Gesundes zuzubereiten.

Schlafmangel: Mütter und Berufstätige haben meistens chronischen Schlafmangel und bekommen über einen längeren Zeitraum zu wenig Schlaf. Es ist erwiesen, dass Schlafmangel zu Heißhungerattacken führen kann. Vor allem, wenn wir uns müde und erschöpft fühlen und die Angewohnheit haben, uns in stressigen Situationen mit ungesunden Nahrungsmitteln zu belohnen.

Stress im Haushalt: Der Alltag mit kleinen Kindern oder Berufsalltag kann sehr stressig sein, und wir können leicht in Versuchung geraten, uns abends mit Essen oder Alkohol zu beruhigen und zu entspannen, wenn wir uns überfordert fühlen.

Beziehungsstress: Der Mangel an Zeit und Schlaf kann die Beziehung belasten und zu Konflikten führen. Diese Konflikte könnten wiederum dazu führen, dass Essen oder Alkohol als schnelle Seelentröster herhalten müssen.

Alternative Handlungsmöglichkeiten für die genannten Auslöser von Heißhunger und unkontrolliertem Essen könnten wie folgt sein:

Zeitmangel

- Plane im Voraus und bereite gesunde Mahlzeiten und Snacks vor, die schnell und einfach sind.
- Nutze Zeitspar-Strategien wie Meal Prep, um Mahlzeiten für mehrere Tage vorzubereiten.
- Finde schnelle und gesunde Alternativen zu ungesunden Fertiggerichten, zum Beispiel einfache Salate, TK-Suppen, Wraps oder belegte Vollkornbrote.

Schlafmangel

- Priorisiere ausreichenden Schlaf und erkenne die Bedeutung von Ruhe und Erholung für deine Gesundheit an.
- Finde gesunde Wege, um mit Müdigkeit und Erschöpfung umzugehen, z.B. kurze Entspannungsübungen, Spaziergänge an der frischen Luft oder ein Nickerchen, wenn möglich.
- Achte auf eine ausgewogene Ernährung, die den Energiehaushalt stabilisiert und den Körper mit Nährstoffen versorgt.

Stress im Haushalt

- Suche nach alternativen Stressbewältigungsstrategien wie Spazierengehen, Sport, Yoga oder Meditation, um wirksam Stress abzubauen.
- Vermeide es, Essen oder Alkohol als Mittel zur Stressbewältigung einzusetzen, und finde gesunde Wege, um dich zu entspannen, z.B. durch ein warmes Bad, das Lesen eines Buches oder das Hören beruhigender Musik.

Beziehungsstress

- Kommuniziere offen mit deinem Partner und finde gemeinsame Lösungen für die Herausforderungen des Alltags oder Elternseins.
- Finde alternative Wege, um dich mit deinem Partner zu verbinden und Stress abzubauen, z.B. durch gemeinsame Unternehmungen oder das Teilen von Interessen und Hobbys.

2.8. Zusammenfassung Woche 2

Im zweiten Kapitel haben wir uns intensiv damit auseinandergesetzt, welche Hindernisse uns möglicherweise davon abhalten könnten, unsere Ziele zu erreichen, und wie wir diese überwinden können.

Wir haben nach optimalen Alternativen gesucht und die passenden Lebensmittel ausgewählt, die uns auf unserem Weg zum Erfolg unterstützen. Zusätzlich haben wir uns für einfache Rezepte entschieden, die uns den Start erleichtern, und planen nun gemeinsam mit unserer Familie die kommenden Wochen, um gesunde Mahlzeiten zuzubereiten. Darüber hinaus haben wir Situationen identifiziert, die uns dazu verleiten könnten, übermäßig zu essen, und haben erste Strategien entwickelt, um dem entgegenzuwirken.

Dieses Kapitel bildet das Fundament für unseren Erfolg und bereitet uns optimal auf die nächsten Schritte vor.

"Der Geist ist alles. Was du denkst, das wirst du." - Buddha

2.9. Checkliste zum Abhaken

Kannst du die folgenden Aussagen mit JA bestätigen? Gratulation, dann hast Du die 2. Woche ebenfalls erfolgreich gemeistert. Wenn du dir noch nicht sicher bist, schau dir den Teil im vorherigen Kapitel am besten noch einmal an.

- Analyse der persönlichen Diät-Saboteure durchgeführt
- ungesunde Lebensmittel aussortiert
- Alternativen gefunden und geeignete Lebensmittel eingekauft
- Passende Mahlzeiten für den Einstieg gefunden

- Planung für die kommenden Wochen erstellt (Einkaufen, Vorbereiten, Kochen)
- Trigger-Situationen erkannt und alternative Handlungsmöglichkeiten gefunden
- Aktuelles Gewicht und die drei Messpunkte (Bauch, Bauchnabel und Taille) notiert

Hake diese Punkte ab, um sicherzustellen, dass du alle Schritte im zweiten Kapitel erfolgreich abgeschlossen hast und gut vorbereitet bist, um mit dem Programm fortzufahren.

Persönlicher Erfahrungsbericht einer Teilnehmerin des Programms

Während meiner Teilnahme am Programm habe ich herausgefunden, dass mein abendlicher Wein und meine dunkle Schokolade nicht förderlich für mein Abnehmziel sind. Das Aussortieren dieser Gewohnheit fiel mir jedoch anfangs etwas schwer. Ich habe die Schokolade und Süßigkeiten in die obere Schublade gelegt und sie separat für meine Kinder und meinen Mann zugänglich gemacht. Es war zeitlich herausfordernd, sowohl für meine Familie als auch für mich selbst zu kochen. Deshalb habe ich mich zuerst für ganz einfache Gerichte entschieden, wie Kartoffelbrei und Gemüse, die auch meine Kinder mochten.

Ich erkannte, dass es nicht gut war, die restlichen Kalorien in Süßes oder Wein umzuwandeln. Stattdessen griff ich abends zu koffeinfreiem Kaffee, um meine Lust auf Süßes zu stillen. Das Weglassen von Süßem und Salzigem hat nach einigen Tagen aber gut funktioniert und half mir, meinen Heißhunger unter Kontrolle zu halten. Außerdem habe ich festgestellt, dass es hilfreich ist, früh ins Bett zu gehen, anstatt mit meinem Partner noch vor dem Fernseher Knabbereien zu genießen. Diese Strategie half mir besonders am Anfang sehr gut.

2.10. Hilfreiche Praxis-Tipps für die zweite Woche

Tipp 1: "Was ich nicht zu Hause habe, esse ich auch nicht"

Es kann sehr hilfreich sein, ungesunde Versuchungen komplett aus dem Sichtfeld zu entfernen sowie Süßigkeiten oder verarbeitete Snacks lieber gar nicht erst einzukaufen. Besser durch eine Schale mit frischem Obst auf dem Tisch oder eine Karaffe mit Wasser und Zitronenscheiben ersetzen.

Tipp 2: Vermeide Fast-Food- und Pizza-Restaurants oder All-you-can-eat-Buffets

Das Vermeiden von Fast-Food-Restaurants, Pizza- oder Burger-Restaurants und All-you-can-eat-Buffets hilft, Kalorien-Fallen aus dem Weg zu gehen und eine gesündere Ernährung zu praktizieren. Das Treffen zum Brunch statt zum Abendessen kann auch dazu beitragen, Kalorien zu sparen.

Tipp3: "Kein Nachschlag", 1-Teller-Regel

"Iss nie mehr als das, was auf einen Teller passt"

Gewöhne es Dir an, die Essenmenge, die Du essen möchtest, auf einen Teller oder in eine Bowl zu platzieren, die Kalorien einzutragen und dann möglichst langsam zu essen und zu genießen. Danach kein Nachschlag!

Zum Beispiel mit der folgenden Aufteilung:
- 60% Salat und Gemüse (oder Obst beim Frühstück)
- 40% aufgeteilt in Hülsenfrüchte und/oder Vollkorngetreide

Die 1-Teller-Regel und das Vermeiden von Nachschlag können dazu beitragen, die Portionskontrolle zu verbessern und den Kalorienverbrauch zu reduzieren, was das Abnehmen enorm erleichtert.

3.

BAUSTEIN 3: NÄHRSTOFFE STATT KALORIEN, ZUCKER & KOHLENHYDRATE

3.1. Ziele der dritten Woche

"Zucker macht mir Angst". Dr. Lewis Cantley (US-amerikanischer Krebsforscher)

Am Ende dieser Woche wirst du folgende Punkte umgesetzt und verstanden haben:

1. Verständnis für Zucker, Kohlenhydrate sowie die Insulinempfindlichkeit des Körpers: Das Wissen erlangen, welche Lebensmittel nährstoffreiche oder verarbeitete Kohlenhydrate enthalten und wie sie sich auf unseren Körper auswirken.

2. Möglichkeiten zur Erhöhung des Konsums von nährstoffreichen Kohlenhydraten und Reduzierung von

verarbeiteten Kohlenhydraten, die unserem Gewichtsziel im Weg stehen können

3. Verständnis von Lebensmitteletiketten: Lernen, Lebensmitteletiketten richtig zu interpretieren, insbesondere in Bezug auf zugefügten oder versteckten Zucker.

4. Erhöhung der Ernährungsqualität: Strategien und konkrete Maßnahmen zur Verbesserung

3.2. To dos Woche 3

- Verständnis für Zucker und unterschiedliche Kohlenhydrate
- Verständnis für die Insulinempfindlichkeit des Körpers
- Nährstoffreiche Kohlenhydrate erhöhen und verarbeitete, raffinierte Kohlenhydrate reduzieren
- Lebensmitteletiketten verstehen und lesen, auf zugefügten oder versteckten Zucker in der Ernährung achten
- Die Qualität der täglichen Ernährung erhöhen

3.3. Kohlenhydrate sind nicht gleich Kohlenhydrate: Verständnis für Zucker und Kohlenhydrate

Beim Abnehmen mit der Low-Carb-Methode kann man vom Kohlenhydrat-Vermeiden regelrecht besessen sein, aber es ist wichtig, zwischen den verschiedenen Arten von Kohlenhydraten zu unterscheiden. Auch ist an dieser Stelle wichtig zu erwähnen, dass "Low Carb" keinesfalls die einzige Methode ist, um erfolgreich abzunehmen, und dass diese Ernährungsweise in manchen Situationen sogar kontraproduktiv sein kann.

Beim Abnehmen ist es wichtig, ein differenziertes Verständnis für die verschiedenen Arten von Kohlenhydraten zu entwickeln, denn nicht alle Kohlenhydrate sind gleichermaßen förderlich oder hinderlich für unseren Diäterfolg. Es geht vielmehr darum, künstlichen Zucker und Lebensmittel mit hohem Zuckergehalt zu reduzieren, während wir uns auf den Konsum von natürlichen Zuckerquellen aus frischem Obst konzentrieren sollten.

Unser Körper ist genetisch darauf programmiert, natürlichen Zucker aus frischem Obst zu verarbeiten. Wenn dieser Zucker jedoch in raffinierter oder konzentrierter Form und in großen Mengen konsumiert wird, kann er zu Gewichts- und Gesundheitsproblemen führen.

Es gibt einen großen Unterschied zwischen dem Zucker, den wir in Obst finden, und dem Zucker, der in verarbeiteten Lebensmitteln wie Süßigkeiten enthalten ist. Beide wirken sich im Körper ganz unterschiedlich aus. Unser Körper ist dafür gemacht, mit gesundem Zucker aus der ganzen, natürlichen Frucht umzugehen, aber wenn Zucker isoliert oder in raffinierter oder konzentrierter Form und in großer Menge konsumiert wird, dann bereitet er uns Probleme.

Raffinierter Zucker wird im Verdauungssystem schnell abgebaut und gelangt viel zu rasch in den Blutkreislauf, was zu einem rapiden Anstieg des Blutzuckerspiegels führen kann. Das wiederum kann zu einem Ungleichgewicht zwischen Zucker und Insulin führen, mit viel zu viel Insulin und nicht ausreichend Zucker in den Zellen.

Insulin ist ein Hormon, das unserem Körper sagt, was er mit der aufgenommenen Nahrung machen soll. Wenn Insulin vorhanden ist, sagt es dem Körper, die zugeführte Nahrung in Energie umzuwandeln und als Reserve zu speichern. Wenn kein Insulin vorhanden ist, sagt es dem Körper, die Fettreserven als Energie zu nutzen.

Insulin hat verschiedene Aufgaben im Körper:

- Es signalisiert dem Körper, die aufgenommene Nahrung in Energie umzuwandeln und zu speichern.

- Es reguliert den Blutzuckerspiegel, um sicherzustellen, dass er nicht zu stark ansteigt oder fällt.

- Es verhindert, dass der Körper zu viel Körperfett als Energiequelle verwendet.

Bestimmte Lebensmittel können die Insulinproduktion stärker anregen als andere. Diabetes kann entstehen, wenn der Blutzuckerspiegel dauerhaft erhöht bleibt, und der Körper den Zucker nicht effektiv aus dem Blut in die Zellen transportieren kann.

Um den Blutzuckerspiegel zu senken, sollte man Lebensmittel vermeiden, die den Blutzucker stark ansteigen lassen:

- Weißbrot

- Süßigkeiten

- Zuckerhaltige Getränke

- Verarbeitete Lebensmittel

- Milchprodukte

- Verarbeitetes Fleisch und Wurstwaren

Um den Blutzuckerspiegel zu senken, können folgende Maßnahmen hilfreich sein:

- Tägliche Bewegung

- Eine Ernährung mit wenig Zucker und vielen Ballaststoffen

- Eine ballast- und nährstoffreiche Ernährung

- Eine langfristige Ernährungsumstellung und Gewichtsreduktion, um den Blutzucker langfristig zu regulieren.

- Intervallfasten

Süßigkeiten enthalten große Mengen isolierten Zucker, der schnell in unseren Körper gelangt und unseren Blutzuckerspiegel rapide ansteigen lässt. Obst dagegen enthält neben Zucker auch Ballaststoffe, die dafür sorgen, dass der Anstieg des Blutzuckerspiegels langsamer verläuft und uns gleichmäßig mit Energie versorgt.

Dieses Ungleichgewicht zwischen Zucker und Insulin kann problematisch sein, besonders wenn man Abnehmen möchte oder an einer Insulinresistenz, Prädiabetes oder Diabetes leidet[11]. Raffinierte Kohlenhydrate können dann das Abnehmen erschweren.

Wenn jemand an Diabetes leidet, funktioniert sein Körper anders als bei Menschen ohne Diabetes. In unserem Körper ist das Hormon Insulin dafür verantwortlich, den Blutzuckerspiegel zu regulieren. Wenn wir essen, steigt unser Blutzuckerspiegel an, und Insulin wird freigesetzt, um den Zucker aus dem Blut in die Zellen zu transportieren, wo er als Energie verwendet werden kann.

Bei Menschen mit Diabetes funktioniert dieser Prozess jedoch nicht richtig. Es gibt zwei Hauptarten von Diabetes: Typ-1-Diabetes und Typ-2-Diabetes. Bei Typ-1-Diabetes produziert der Körper kein Insulin oder nicht genug davon. Bei Typ-2-Diabetes produziert der Körper Insulin, aber die Zellen reagieren nicht richtig darauf, was als Insulinresistenz bezeichnet wird.

---

[11] Skurk T, Bosy-Westphal A, Grünerbel A, Kabisch S, Keuthage W, Kronsbein P, Müssig K, Pfeiffer AFH, Simon MC, Tombek A, Weber KS, Rubin D. Empfehlungen zur Ernährung von Personen mit Diabetes mellitus Typ 2 [Dietary recommendations for persons with type 2 diabetes mellitus]. Diabetologie. 2022;18(4):449–81. German. doi: 10.1007/s11428-022-00908-2. Epub 2022 May 20. PMCID: PMC9122085.

In beiden Fällen kann der Körper den Zucker nicht effektiv aus dem Blut in die Zellen transportieren, um ihn als Energie zu verwenden. Dies führt dazu, dass der Blutzuckerspiegel hoch bleibt, was langfristig zu verschiedenen gesundheitlichen Problemen führen kann. Ohne Insulin oder mit einer schlechten Insulinreaktion können die Zellen nicht genügend Zucker aufnehmen, was zu einem dauerhaft erhöhten Blutzuckerspiegel führt.

Ein erhöhter Blutzuckerspiegel kann den Körper dazu veranlassen, mehr Insulin zu produzieren, um den Zucker aus dem Blut zu entfernen. Dieses erhöhte Insulin kann jedoch dazu führen, dass der Körper mehr Fett speichert und den Fettabbau erschwert. Wenn die Fettdepots bereits überlastet sind und keine weiteren Kalorien aufnehmen können, kann dies zu einer weiteren Verschlechterung der Insulinresistenz und zur Entwicklung von Diabetes führen.

Es wäre in diesem Fall also ratsam, die Aufnahme von raffiniertem Zucker zu reduzieren, um eine Gewichtsabnahme zu unterstützen[12].

Aus diesen Gründen können Menschen mit Insulinresistenz größeren Erfolg beim Abnehmen mit einer kohlenhydratreduzierten Ernährung haben, die vor allem sämtliche künstliche und raffinierte Kohlenhydraten streicht. In diesem Fall bezieht sich das auf eine Diät, die auf pflanzlichen Proteinen wie Hülsenfrüchten und einer großen

---

[12] Greger, Michael, Julia Augustin, et. al. (2020): How not to Diet. Gesund abnehmen und dauerhaft schlank bleiben dank neuester wissenschaftlich bewiesener Erkenntnisse. Lübbe Life; 1. Aufl. 2020 Edition

Menge an Gemüse und Vollkornprodukten basiert[13]. An dieser Stelle ist sehr wichtig zu erwähnen, dass eine Ernährungsumstellung und die Reduzierung von Kohlenhydraten bei Diabetes nur unter ärztlicher Begleitung ratsam ist.

Dagegen haben Menschen, die eine hohe Insulinempfindlichkeit aufweisen, die Fähigkeit, große Mengen an Kohlenhydraten effizient zu verarbeiten. Wer viel Sport treibt und Gewicht verlieren möchte, kann besonders von einer fettarmen Ernährung mit einem hohen Anteil an gesunden Kohlenhydraten profitieren. Das liegt daran, dass Kohlenhydrate eine schnelle Energiequelle darstellen und für die sportliche Leistungsfähigkeit von großer Bedeutung sind. Insbesondere bei intensiven Trainingseinheiten benötigt der Körper Kohlenhydrate, um die Glykogenspeicher in den Muskeln und der Leber aufzufüllen und die Leistung aufrechtzuerhalten.

Stoffwechselstörung Insulinresistenz[14]

Insulinresistenz ist eine komplexe Stoffwechselstörung, die eine ärztliche Diagnose erfordert. Es gibt keine einfache Möglichkeit, Insulinresistenz zu Hause zu messen oder selbst zu diagnostizieren. Um festzustellen, ob man insulinresistent ist, ist es wichtig, einen Arzt

---

[13] Kast, Bas. Der Ernährungskompass. Das Fazit aller wissenschaftlichen Studien zum Thema Ernährung. Erweiterte Ausgabe. Penguin Verlag.

[14] Cleveland Clinic (2023). Insuline resistance. https://my.clevelandclinic.org/health/diseases/22206-insulin-resistance, aufgerufen am 19.7.2023.

aufzusuchen und eine umfassende medizinische Untersuchung durchführen zu lassen. Dazu gehören Bluttests wie der Nüchternblutzucker- und Insulintest, ein oraler Glukosetoleranztest (OGTT) oder ein HOMA-Index-Test. Diese Tests geben Aufschluss über unseren Blutzuckerspiegel und Insulinspiegel sowie die Insulinempfindlichkeit.

Mögliche Anzeichen von Insulinresistenz können sein: Schwierigkeiten, Gewicht zu verlieren, erhöhter Blutzuckerspiegel, erhöhter Blutdruck oder andere Symptome. Auch das innere Bauchfett kann Entzündungsstoffe absondern, die zu einer Insulinresistenz führen können. Körperfett wird ebenfalls in den Leber und Muskelzellen gespeichert und auch das kann die Signalwege in diesen Zellen stören, was ebenfalls zur Insulinresistenz führen kann.

Es ist sehr wichtig, die Insulinresistenz von einem Fachmann überprüfen zu lassen, da sie mit anderen gesundheitlichen Problemen wie Diabetes, Herzerkrankungen oder hormonellen Störungen zusammenhängen kann.

3.4. Nährstoffreiche Kohlenhydrate erhöhen und verarbeitete Kohlenhydrate reduzieren

Eine nährstoffreiche Low-Carb-Ernährung kann weit über die bekannten Mode-Diäten hinausgehen und auf gesunde Weise praktiziert werden[15].

Es bedeutet, den Kohlenhydratkonsum zu reduzieren, ohne dabei auf nährstoffreiche und ballaststoffreiche Lebensmittel zu verzichten. Bei einer gesunden Low-Carb-Ernährung sind alle Arten von Gemüse sehr förderlich, ebenso wie Salat und Pilze. Es ist ratsam, auf gesunde pflanzliche Protein- und Fettquellen umzusteigen, wie zum Beispiel Bohnen, Linsen, Kichererbsen, Tofu, Avocados, Oliven, Nüsse, Samen und Pseudogetreide wie Quinoa, Buchweizen und Amaranth.

In geringen Mengen können fettarme Milchprodukte, weißer Fisch und Eier konsumiert werden. Sojaprodukte und fermentierter Joghurt sind ebenfalls gute Optionen. Beim Obst sollte man auf Sorten mit einem niedrigen Zuckergehalt achten und immer die ganze Frucht bevorzugen. Beeren und Äpfel sind gute Beispiele dafür. Obwohl sie etwas mehr Fruchtzucker enthalten, verlangsamt der in der Schale enthaltene Pflanzenstoff die Aufnahme von Zucker im Dünndarm und dämpft die Insulinreaktion. Die Ballaststoffe im Apfel führen ebenfalls dazu, dass der Zucker viel langsamer ins Blut gelangt als bei einem Glas

---

[15] Kast, Bas. Der Ernährungskompass. Das Fazit aller wissenschaftlichen Studien zum Thema Ernährung. Erweiterte Ausgabe. Penguin Verlag.

Apfelsaft. Es ist also besser, ganze Früchte zu wählen anstatt verarbeitete Säfte, da sie mehr Ballaststoffe enthalten und der Zucker langsamer ins Blut gelangt.

Grüner Tee und schwarzer Kaffee können wertvolle Ergänzungen einer ausgewogenen Low-Carb-Ernährung sein, da sie dazu beitragen können, die Insulinsensitivität des Körpers zu verbessern[16]. Durch ihre positiven Eigenschaften unterstützen sie den Körper dabei, besser auf Insulin zu reagieren und den Blutzuckerspiegel zu regulieren. Daher können sie eine Wahl sein, um den Genuss von warmen Getränken zu bereichern und gleichzeitig die Ziele einer gesunden Low-Carb-Ernährung zu unterstützen.

"Healthy Low carb" jenseits von bekannten Mode-Diäten

Kohlenhydratarm, aber nicht nährstoff- und ballaststoffarm!

- auf verarbeitetes Fleisch, Hotdogs, Salami, Burger & Co. verzichten

- Alle Arten von Gemüse, sowie Salat & Pilze

- auf gesunde, pflanzliche Protein- und Fettquellen umsteigen: Bohnen, Linsen, Kichererbsen, Tofu, Avocados, Oliven, Nüsse, Samen, Pseudogetreide (Quinoa, Buchweizen, Amaranth...)

---

[16] Rains TM, Agarwal S, Maki KC. Antiobesity effects of green tea catechins: a mechanistic review. J Nutr Biochem. 2011;22(1):1–7.

- fettarmer Käse/Milchprodukte, weißer Fisch und Eier in geringen Mengen

- Sojaprodukte und fermentierter, fettarmer Joghurt sind empfehlenswert

- zuckerarmes Obst und immer die ganze Frucht bevorzugen: z.B. Beeren, Birnen und Äpfel (enthalten zwar eine Spur mehr Fruchtzucker, aber die Schale enthält einen Pflanzenstoff, der die Aufnahme von Zucker im Dünndarm verlangsamt, was die Insulinreaktion dämpft und die Ballaststoffe im Apfel führen ebenfalls dazu, dass der Zucker viel langsamer ins Blut gelangt als beispielsweise mit einem Glas Apfelsaft)

Diät-Boost durch Ballaststoffe

Ballaststoffe sind eine häufig unterschätzte Komponente unserer Ernährung, die jedoch eine entscheidende Rolle für unsere Gesundheit und Gewichtsabnahme spielen kann. Interessanterweise haben Ballaststoffe keine Kalorien, aber sie können einen beeindruckenden Effekt auf unser Wohlbefinden und Sättigungsgefühl haben.

Ballaststoffe sind per Definition unverdaulich, bleiben also im Darm, um die Verdauungsmasse zu vergrößern. Unser Darm und seine Bakterien spielen eine entscheidende Rolle bei der Verwertung von Ballaststoffen. Obwohl wir sie als Menschen nicht verdauen können,

können unsere "freundlichen" Darmbakterien dies schon[17]. Die Ballaststoffe dienen ihnen als "Comfort Food", da sie sie in wertvolle Fettsäuren umwandeln, die unser Immunsystem unterstützen, Entzündungen reduzieren und sogar zur mentalen Gesundheit beitragen können[18].

Der Verzehr von Ballaststoffen hat auch Auswirkungen auf unsere Sättigung und Kalorienaufnahme. Ballaststoffreiche Lebensmittel erfordern gründliches Kauen, was zu einer schnelleren Sättigung führen kann. Sie sorgen für eine größere Magenfülle und verlangsamen die Magenentleerung, was zu einer längeren Sättigung beiträgt. Darüber hinaus können Ballaststoffe nicht nur Zucker, sondern auch Stärke und Fett "einfangen".

Durch den Verzehr von Ballaststoffen in Kombination mit Nüssen, Obst und Gemüse können einige der aufgenommenen Kalorien unverdaut ausgeschieden werden. Es ist also möglich, bei einer ballaststoffreichen Ernährung mehr Gewicht zu verlieren, selbst wenn die Kalorienmenge gleich bleibt.

Ballaststoffreiche Lebensmittel umfassen eine Vielzahl von Gemüsearten, Beeren, Obst, Getreide, Hülsenfrüchte, Samen und Nüsse. Indem wir diese in unsere Ernährung integrieren, können wir

---

[17] Martens E. Microbiome: fibre for the future. Nature. 2016;529(7585):158–9.

[18] McCarthy M. High fibre diet may be good alternative to complex weight loss regimen, US study finds. BMJ. 2015;350:h965.

von den vielfältigen Vorteilen profitieren, die Ballaststoffe bieten. In der 7. Woche widmen wir uns erneut den faszinierenden Fasern: Eine tiefgründige Erkundung der Welt der Ballaststoffe.

Ballaststoffreiche Lebensmittel[19]

Ballaststoffreiches Gemüse (Werte pro 100 Gramm):

- Topinambur: 12,1 g
- Kartoffeln: 8 g
- Artischocke: 6 g
- Pastinake: 5 g
- Kürbis: 5 g
- Rosenkohl: 4 g
- Kohl & Grünkohl: 4 g
- Spinat: 4 g
- Möhren: 3 g
- Blumenkohl: 3 g
- Süßkartoffeln: 3 g

---

[19] https://www.rezeptrechner-online.de (2023) https://www.rezeptrechner-online.de/blog/ballaststoffe-tabelle-pdf/, aufgerufen am 19.7.2023

Ballaststoffreiche Obstsorten (Werte pro 100 Gramm):

- Passionsfrucht: 11 g
- Avocado: 7 g
- Granatapfel: 4 g
- Oliven: 3 g
- Birnen: 3 g
- Kiwis: 3 g
- Feigen: 3 g
- Äpfel: 3 g
- Limonen: 3 g
- Bananen: 3 g

Ballaststoffreiche Beeren (Werte pro 100 Gramm):

- Holunderbeeren: 7 g
- Himbeeren: 7 g
- Brombeeren: 5 g
- Heidelbeeren: 5 g
- Johannisbeeren: 4 g
- Stachelbeeren: 4 g
- Cranberrys: 4 g

Ballaststoffreiches Getreide und Pseudogetreide (Werte pro 100 Gramm, in ungekochter Form):

- Maiskleie: 79 g
- Weizenkleie: 43 g
- Reiskleie: 21 g
- Gerste: 17 g
- Haferkleie: 15 g
- Roggen: 15 g
- Weizen und Weizenkeim: 13 g
- Dinkel: 11 g
- Hafer: 11 g
- Buchweizen: 10 g
- Hirse: 9 g
- Mais: 7 g
- Quinoa: 7 g
- Amaranth: 7 g
- Wildreis: 6 g

Ballaststoffreiche Hülsenfrüchte (Werte pro 100 Gramm, in ungekochter Form):

1. Helm-/Faselbohnen: 26 g

2. Brechbohnen: 25 g

3. Saubohnen: 25 g

4. Kidneybohnen: 25 g

5. Weiße Bohnen: 25 g

6. Grüne Erbsen: 22 g

7. Limabohnen: 19 g

8. Lupinen: 19 g

9. Mungbohnen: 18 g

10. Schwarze Bohnen: 16 g

11. Straucherbsen: 15 g

12. Kichererbsen: 12 g

13. Linsen: 11 g

14. Kuhbohnen: 11 g

15. Sojabohnen: 9 g

Ballaststoffreiche Samen und Nüsse (Werte pro 100 Gramm):

1. Chiasamen: 34 g

2. Leinsamen: 27 g

3. Kürbiskerne: 18 g

4. Mandeln: 14 g

5. Sesamsamen: 12 g

6. Sonnenblumenkerne: 11 g

7. Pinienkerne: 11 g

8. Pistazien: 11 g

9. Haselnüsse: 10 g

10.Pekannüsse: 10 g

11.Macadamianüsse: 9 g

12.Walnüsse: 8 g

13.Esskastanien: 5 g

14.Hanfsamen: 4 g

15.Cashewkerne: 3 g

3.5. Meister der Etiketten: Zucker in Lebensmitteln entlarven

Wenn du keinen zugesetzten, künstlichen Zucker zu dir nehmen möchtest, solltest du auf folgende Lebensmittel verzichten:

1. Süßigkeiten und Desserts: Vermeide Bonbons, Schokolade, Kekse, Kuchen und andere Süßigkeiten, da sie oft große Mengen an zugesetztem Zucker enthalten.

2. Softdrinks und gesüßte Getränke: Verzichte auf Limonaden, gesüßte Säfte, Eistee, Energy-Drinks und andere gesüßte Getränke, da sie eine erhebliche Menge an zugesetztem Zucker enthalten können.

3. Frühstücksflocken und Müsli: Viele Frühstücksflocken und Müslisorten enthalten zugesetzten Zucker. Achte beim Einkauf auf ungesüßte Varianten oder bereite dein Müsli selbst mit ungesüßten Zutaten zu.

4. Fertigsoßen und Dressings: Viele Fertigsoßen, Dressings und Marinaden enthalten zugesetzten Zucker. Lies die Etiketten sorgfältig, um Produkte mit niedrigem oder keinem Zuckergehalt zu wählen oder bereite deine eigenen Soßen und Dressings zu Hause zu.

5. Snackriegel und Proteinriegel: Einige Snackriegel und Proteinriegel können eine beträchtliche Menge an zugesetztem Zucker enthalten. Suche nach zuckerfreien oder selbstgemachten Alternativen.

Beachte auch, dass Zucker in der Lebensmittelindustrie unter verschiedenen Namen versteckt sein kann.

Zu den gängigen Bezeichnungen gehören:

- Glukose Sirup

- Fruktose
- Saccharose
- Maltose
- Dextrose
- Maissirup
- Agavendicksaft
- Melasse
- Ahornsirup
- Honig

In der Zutatenliste auf dem Etikett eines Lebensmittels kann man erkennen, ob es natürlichen oder zugefügten Zucker enthält, indem man die verschiedene Begriffe und Bezeichnungen beachtet. Ein Blick auf die oben genannte Liste kann uns Aufschluss darüber geben, welche Art von Zucker in einem Produkt enthalten ist.

Die Position des Zuckers in der Zutatenliste ist ebenfalls wichtig. Je weiter oben Zucker in der Liste aufgeführt wird, desto höher ist sein Anteil im Produkt.

Es ist auch wichtig, alternative Namen für Zucker zu beachten, wie beispielsweise Fruktose-Glukose-Sirup, Maissirup mit hohem Fruchtzuckergehalt oder Invertzucker.

Bei der Überprüfung von Lebensmitteln mit natürlichen Zuckern, wie beispielsweise Hafermilch, gilt es zu beachten, dass in der

Zutatenliste kein Zucker separat aufgeführt ist. Stattdessen werden nur Hafer und Wasser als Bestandteile genannt.

Es ist ratsam, die Zutatenliste sorgfältig zu lesen und auf diese Hinweise zu achten, um zu erkennen, ob ein Lebensmittel natürlichen oder zugefügten Zucker enthält. Lebensmittel mit natürlichem Zucker enthalten auch gesunde Nährstoffe, während zugefügter Zucker in der Regel leere Kalorien ohne zusätzlichen Nutzen darstellt.

3.6. Die Qualität der täglichen Ernährung erhöhen

Während einer Kalorienreduktion ist es besonders wichtig, auf natürliche Lebensmittel wie Obst, Gemüse, Vollkornprodukte und Hülsenfrüchte zu setzen. Es gibt mehrere Gründe, warum diese Lebensmittel während dieser Phase hilfreich sind.

Erstens sind natürliche Lebensmittel in der Regel kalorienarm und dennoch reich an Nährstoffen. Das bedeutet, dass du eine größere Menge dieser Lebensmittel essen kannst, um dich satt zu fühlen und deinen Körper mit wichtigen Vitaminen, Mineralstoffen, Ballaststoffen und anderen essentiellen Nährstoffen zu versorgen, ohne dabei zu viele Kalorien aufzunehmen.

Zweitens sind natürliche Lebensmittel in der Regel arm an zugesetztem Zucker. Wenn du dich auf Obst, Gemüse, Vollkornprodukte und Hülsenfrüchte konzentrierst, vermeidest du unnötig zugesetzten Zucker, der in vielen verarbeiteten Lebensmitteln

81

vorkommt. Das ist wichtig, da zugesetzter Zucker oft leere Kalorien enthält und keinen zusätzlichen Nährwert bietet.

Drittens sind natürliche Lebensmittel in der Regel ballaststoffreich. Ballaststoffe tragen dazu bei, dass du dich länger satt fühlst und unterstützen eine gesunde Verdauung. Das kann während einer Kalorienreduktion besonders hilfreich sein, da es dazu beitragen kann, Heißhungerattacken und das Verlangen nach kalorienreichen, aber nährstoffarmen Lebensmitteln zu reduzieren.

Insgesamt bieten natürliche Lebensmittel während einer Kalorienreduktion eine gute Möglichkeit, eine ausgewogene Ernährung aufrechtzuerhalten, den Körper mit wichtigen Nährstoffen zu versorgen und unnötig zugesetzten Zucker zu vermeiden.

Folgende Kohlenhydrate sind besonders empfehlenswert:

- Zuckerarmes Obst (Äpfel, Beeren)
- Ballaststoffreiches, zuckerarmes Gemüse (grünes Gemüse und Salate)
- Kohlenhydrate aus Linsen, Kichererbsen, Bohnen, Süßlupinen und Gemüse
- Kohlenhydrate aus Vollkorn-Getreide wie Vollkorn-Pasta und Vollkornbrot

Diese Lebensmittel enthalten besonders wenig Zucker:

- Sojaprodukte
- Samen wie Chia, Leinsamen, Sesam
- Nüsse mit wenig Zucker wie Walnüsse, Mandeln, Erdnüsse
- Oliven, Avocados
- Lachs, Meeresfrüchte, Fisch
- Eier (in Maßen)

Einfache Rezeptideen für den Einstieg in eine "gesunde low-carb Woche"

Frühstück:

1. Griechischer Joghurt mit Beeren und gehackten Nüssen
2. Rührei oder Tofu-Rührei mit Gemüse (z.B. Paprika, Zwiebeln, Spinat)
3. Chia-Pudding mit Mandelmilch und Zimt
4. Haferflocken mit Mandelmilch und einer Prise Zimt
5. Bananen-Smoothie mit Spinat und Mandelmilch

Mittagessen:

1. Gemischter grüner Salat mit Gurken, Tomaten, Oliven und einem Dressing aus 1 EL Essig und 1 TL Olivenöl
2. Gebratenes oder gedünstetes Gemüse (z.B. Brokkoli, Karotten,

Zucchini) mit Vollkornreis

3. Quinoa-Salat mit Gemüse und einem Spritzer Zitronensaft

4. Gemüsesuppe mit Tomatenbasis (z.B. Minestrone)

5. Avocado-Toast aus Vollkorn-Toast oder -Brot, Frischkäse und Tomatenscheiben

6. Rote Linsensuppe aus Zwiebeln, roten Linsen und Karotten

7. Vollkorn-Wrap mit Frischkäse, Avocado, Tomaten, Bohnen und Mais

8. Pellkartoffeln und grüner Salat, dazu ein Dip aus Hummus oder Kräuter-Frischkäse

Abendessen:

1. Gebratener Tofu oder weißer Fisch mit gedünstetem Gemüse (z.B. Brokkoli, Paprika)

2. Ofengeröstetes Gemüse (z.B. Süßkartoffeln, Karotten, Zwiebeln) mit Hummus-Dip

3. Leichte Gemüsepfanne mit Zucchini, Pilzen und Paprika

4. Linsen- oder Kichererbsencurry mit leichter Kokosmilch und Gewürzen

5. Vollkornnudeln mit Tomatensauce und geröstetem Gemüse (z.B. Zucchini, Paprika)

Diese einfachen, kalorienarmen Rezepte verwenden eine Vielzahl von pflanzlichen Zutaten und bieten eine gute Basis für eine Low-Carb-Ernährung. Dennoch ist es wichtig, individuelle Vorlieben und eventuelle Nahrungsmittelunverträglichkeiten zu berücksichtigen und die Zutaten entsprechend anzupassen.

3.7. Zusammenfassung Woche 3

In der dritten Woche haben wir uns mit Kohlenhydraten und deren Auswirkungen auf den Körper beschäftigt. Es wurde betont, dass nicht alle Kohlenhydrate gleich sind und dass es wichtig ist, zwischen guten und schlechten Kohlenhydraten zu unterscheiden.

Ein weiterer wichtiger Punkt war das Verständnis für die Insulinempfindlichkeit des Körpers, da diese eine Rolle bei der Verarbeitung von Kohlenhydraten spielt.

Es wurde auch darauf hingewiesen, wie wichtig es ist, Lebensmitteletiketten zu verstehen und zu lesen, um auf zugefügten oder versteckten Zucker in der Ernährung zu achten.

Durch die Reduzierung des Zuckerkonsums kann die Qualität der täglichen Ernährung verbessert werden. Es wurde empfohlen, auf Lebensmittel mit hohem Zuckergehalt während des Abnehmens zu verzichten und stattdessen auf gesündere Alternativen zurückzugreifen.

Zusammenfassend wurde im dritten Kapitel betont, dass es entscheidend ist, die Unterschiede zwischen guten und schlechten Kohlenhydraten zu verstehen und auf eine Ernährung mit vielen Ballaststoffen zu achten, um die Qualität der täglichen Ernährung zu erhöhen.

3.8. Checkliste zum Abhaken

Kannst du die folgenden Aussagen mit JA bestätigen? Sehr gut, dann hast Du die 3. Woche mit Erfolg abgeschlossen. Wenn du dir noch nicht sicher bist, schau dir den Teil im vorherigen Kapitel am besten noch einmal an.

- Verständnis für Zucker, gute und schlechte Kohlenhydrate sowie die Insulinempfindlichkeit des Körpers entwickelt.
- Den Unterschied zwischen natürlichen und raffinierten Kohlenhydraten verstanden
- Lebensmitteletiketten beim Einkaufen verstanden und gelesen, um auf zugefügten oder versteckten Zucker zu achten.
- Die Qualität der täglichen Ernährung verbessert, auf Lebensmittel mit hohem Zuckergehalt verzichtet und stattdessen gesündere Alternativen mit vielen Ballaststoffen ausgewählt.
- Den eigenen Zuckerkonsum insgesamt reduziert, um den Gewichtsverlust nicht zu blockieren.
- Aktuelles Gewicht notiert, und die drei Messpunkte (Bauch, Bauchnabel und Taille) um den Gewichtsverlust wöchentlich zu dokumentieren

Erfahrungbericht einer Teilnehmerin der Partner-Challenge

Als ich mich dazu entschloss, meine Ernährung umzustellen und meinen Zuckerkonsum zu reduzieren, war Zucker mein größtes Problem. Ich hatte eine Schwäche für Kuchen am Nachmittag und konnte nicht wirklich unterscheiden, welche Lebensmittel viel Zucker enthielten. Aber ich war fest entschlossen, meine Gewohnheiten zu ändern und einen gesünderen Lebensstil zu führen.

Zu Beginn war es eine Herausforderung, weniger Brot und Kuchen zu essen. Ich hatte mich so sehr daran gewöhnt, diese Leckereien regelmäßig zu genießen, dass es schwer war, mich davon zu lösen.

Eines der wichtigsten Dinge, die ich während meines Programms gelernt habe, war die Bedeutung, den Unterschied zwischen verschiedenen Arten von Zucker zu verstehen. Ich begann, Lebensmitteletiketten genauer zu lesen und mich über versteckten Zucker in verarbeiteten Lebensmitteln zu informieren. Das war ein wahrer Augenöffner für mich. Ich wurde mir bewusst, wie viel Zucker ich tatsächlich konsumierte, ohne es zu merken.

Mit der Zeit schaffte ich es, meinen Zuckerkonsum deutlich zu reduzieren. Es war nicht einfach, aber ich bemerkte, dass mein Verlangen nach Zucker allmählich nachließ, je weniger ich davon aß. Der Heißhunger auf süße Snacks, der mich früher oft übermannte, wurde schwächer und trat seltener auf.

Ich entdeckte auch Alternativen zum Zucker, die meinen süßen Zahn befriedigten, aber nicht dieselben negativen Auswirkungen hatten. Frisches Obst und natürliche Süßungsmittel wie Honig oder Ahornsirup wurden zu meinen besten Freunden. Ich begann, mein eigenes Gebäck und Desserts ohne raffinierten Zucker zuzubereiten und entdeckte, dass sie genauso lecker sein konnten.

Der größte Durchbruch kam, als ich erkannte, dass ich nicht komplett auf Zucker verzichten musste, sondern einfach bewusstere Entscheidungen treffen konnte. Ich erlaubte mir gelegentlich eine kleine Nascherei, aber ich achtete darauf, die Portionen zu kontrollieren und mich nicht in alte Gewohnheiten zurückfallen zu lassen.

Heute, Monate nachdem ich mein Programm begonnen habe, kann ich mit Stolz sagen, dass ich meinen Zuckerkonsum erfolgreich reduziert habe. Mein Verlangen nach Zucker hat sich erheblich verringert, und ich fühle mich insgesamt viel besser. Mein Energielevel ist stabiler, ich habe weniger Heißhungerattacken und mein Gewicht ist ebenfalls gesunken.

Ich bin dankbar für die Reise, die ich unternommen habe, um meine Beziehung zum Zucker zu verändern. Es war nicht immer einfach, aber es war definitiv die Mühe wert. Mein Erfolg hat mich ermutigt, auch andere Aspekte meiner Ernährung und meines Lebensstils anzugehen. Ich bin zuversichtlich, dass ich auf diesem Weg weiter voranschreiten und ein gesundes, ausgewogenes Leben führen werde.

3.9. Hilfreiche Praxis-Tipps für die dritte Woche

Tipp 1: Genussvoll und ausgewogen, eine bewusste Ernährung ohne Überessen

Wenn es darum geht, Überessen zu vermeiden, spielt der Konsum von zugefügtem Zucker, Fett und Salz eine besonders wichtige Rolle.

Sehr salzige und stark gezuckerte Lebensmittel stimulieren unser Belohnungssystem im Gehirn besonders stark. Der Geschmack von Zucker kann eine Art "Belohnung" für das Gehirn darstellen und angenehme Gefühle auslösen. Diese positiven Empfindungen können dazu führen, dass wir mehr Zucker konsumieren möchten, um diese Belohnung zu wiederholen. Das Verlangen nach süßen Lebensmitteln kann dazu führen, dass wir übermäßig viel essen, ohne uns bewusst zu sein, wie viel wir tatsächlich zu uns nehmen[20].

---

[20] Porter, William (2018). Diet and Fitness Explained. 1. Ausgabe. Independently published.

Tipp2: Unkompliziert und köstlich, einfach mehr Gemüse-Essen durch eine gute Vorbereitung

Damit das Essen von Gemüse leichter fällt, ist eine gute Vorbereitung der Schlüssel. Es gibt verschiedene Strategien, um den Konsum von Gemüse zu erleichtern und in den Alltag zu integrieren.

Eine Möglichkeit besteht darin, Gemüse im Voraus vorzubereiten. Das bedeutet, dass man das Gemüse bereits vor dem eigentlichen Kochen oder Verzehr zerkleinert oder schneidet.

Eine weitere praktische Strategie ist das Vorkochen am Wochenende. Man kann große Mengen von Gemüsegerichten oder Mahlzeiten vorbereiten und sie in einzelne Portionen aufteilen. Diese können dann eingefroren oder im Kühlschrank aufbewahrt werden und während der Woche bei Bedarf erwärmt und gegessen werden.

Um den Verzehr von Salat zu erleichtern, kann das Gemüse bereits vorab gewaschen und in Tüten verpackt werden. So ist der Salat fertig portioniert und bereit, gegessen zu werden.

Ein weiterer Tipp ist die Vorbereitung von Smoothies. Obst und Gemüse lässt sich gut im Voraus schneiden und in Portionen im Kühlschrank aufbewahren, einfrieren oder gleich als TK-Version verwenden.

4.

BAUSTEIN 4: QUALITÄT STATT QUANTITÄT: NAHRUNGSFETTE

4.1. Ziele der vierten Woche

"Die beste Ernährung ist diejenige, die zu dir passt. Für manche Menschen funktioniert 'low fat', für andere 'low carb'. Finde heraus, was für dich am besten funktioniert und halte dich daran."
Allgemeine Ansicht unter Ernährungsexperten

Am Ende dieser Woche wirst du folgende Punkte umgesetzt und verstanden haben:

1. Verständnis für "low fat" vs. "low carb" und warum eine fettarme Ernährung für manche Menschen beim Abnehmen effektiver sein kann.
2. Verständnis für die Unterschiede zwischen "low fat" und "low carb" und die Auswirkungen auf den Stoffwechsel.
3. Klarheit, welche Fette als gesund gelten und welche vermieden werden sollten, um deine Ziele in Bezug auf die Gewichtsabnahme zu unterstützen.

4. Verständnis für die Bedeutung von Nahrungsfetten beim Abnehmen und warum Fette das Abnehmen erschweren können.

5. Auswahl gesunder Fette für die eigene Ernährung

4.2. To dos Woche 4

- Verständnis für "low fat" vs. "low carb": Warum für manche Menschen eine fettarme Ernährung beim Abnehmen besser funktioniert
- Verständnis für natürliche und künstliche Fette für den Diät-Erfolg
- Verständnis für die Bedeutung von Nahrungsfetten beim Abnehmen, und warum Fette das Abnehmen erschweren können
- Auswahl gesunder Fette für die eigene Ernährung

4.3. Fettarme Ernährung vs. kohlenhydratarme Ernährung: Individuelle Präferenzen beim Abnehmen

In der dritten Woche unseres Programms haben wir uns intensiv mit dem Thema Insulinresistenz beschäftigt und die Auswirkungen auf den Stoffwechsel genauer untersucht. Dabei haben wir festgestellt, dass Menschen mit Insulinresistenz oder einer Vorstufe davon

Schwierigkeiten haben, raffinierte und verarbeitete Kohlenhydrate effizient zu verarbeiten.

Dagegen haben insulinempfindliche Menschen die Fähigkeit, große Mengen natürlicher Kohlenhydrate problemlos zu verarbeiten. Insulinempfindliche Personen, insbesondere diejenigen, die regelmäßig Sport treiben und Gewicht verlieren möchten, kommen in der Regel besser mit einer fettarmen Diät ans Ziel, die reich an gesunden Kohlenhydraten ist.

Insulinempfindliche Menschen reagieren auf Insulin mit einer effizienten Verarbeitung von Glukose, während insulinresistente Menschen eine verminderte Insulinwirkung aufweisen. Das bedeutet, dass insulinempfindliche Menschen aufgenommene Kohlenhydrate effektiv in Energie umwandeln können, anstatt sie als Fett zu speichern. Kohlenhydrate dienen sportlichen Menschen als schnelle Energiequelle und sind wichtig für die sportliche Leistungsfähigkeit. Bei intensiven Trainingseinheiten kann der Körper auf Kohlenhydrate angewiesen sein, um die Glykogenspeicher in Muskeln und Leber wieder aufzufüllen.

Es ist wichtig zu beachten, dass dies nicht für alle Menschen gilt und dass jeder individuell unterschiedlich auf verschiedene Ernährungsansätze reagiert.

4.4. Fette, die den Diät-Erfolg unterstützen: Vorteilhafte und ungünstige Auswahlmöglichkeiten

Unser Körper ist von Natur aus darauf ausgelegt, gesundes Fett aus natürlichen Quellen wie ganzen Nüssen problemlos zu verarbeiten, ähnlich wie er natürlichen Zucker aus ganzen Früchten verarbeiten kann. Wenn wir jedoch isoliertes, verarbeitetes oder konzentriertes Fett in großen Mengen konsumieren, wie es beispielsweise in Snacks wie Chips enthalten ist, können Probleme auftreten. Isoliertes Öl, das in dieser konzentrierten Form vorliegt, enthält pro Kalorie nur wenige Nährstoffe und liefert gleichzeitig viele Kalorien. In der Natur ist isoliertes Öl praktisch nicht vorhanden[21].

Isoliertes, verarbeitetes oder konzentriertes Fett sowie Trans-Fette gelten als besonders ungesund und hinderlich beim Abnehmen aus verschiedenen Gründen[22]:

- Nährstoffdichte: Isoliertes Fett, wie es in Form von Öl oder Fettzusätzen vorliegt, enthält pro Kalorie nur sehr wenige Nährstoffe. Im Gegensatz dazu enthalten ganze Lebensmittel wie Nüsse, Samen und Avocados neben Fett auch eine

---

[21] Greger, Michael, Julia Augustin, et. al. (2020): How not to Diet. Gesund abnehmen und dauerhaft schlank bleiben dank neuester wissenschaftlich bewiesener Erkenntnisse. Lübbe Life; 1. Aufl. 2020 Edition

[22] Dorfman SE, Laurent D, Gounarides JS, Li X, Mullarkey TL, Rocheford EC, Sari-Sarraf F, Hirsch EA, Hughes TE, Commerford SR. Metabolic implications of dietary trans-fatty acids. Obesity (Silver Spring). 2009 Jun;17(6):1200-7. doi: 10.1038/oby.2008.662. Epub 2009 Feb 19. Erratum in: Obesity (Silver Spring). 2009 Jul;17(7):1474. PMID: 19584878.

Vielzahl an Vitaminen, Mineralstoffen, Ballaststoffen und anderen wichtigen Nährstoffen. Wenn wir uns auf isolierte Fette konzentrieren, erhalten wir weniger Nährstoffe pro Kalorie, was zu einer unausgewogenen Ernährung führen kann, vor allem wenn wir zum Abnehmen ein großes Kaloriendefizit einhalten wollen.

- Kaloriengehalt: Fett hat mit neun Kalorien pro Gramm den höchsten Energiewert unter den Makronährstoffen. Wenn wir große Mengen isoliertes oder konzentriertes Fett konsumieren, nehmen wir schnell viele Kalorien zu uns, ohne dass es uns wirklich sättigt. Dies kann zu einem Kalorienüberschuss führen und das Abnehmen erschweren.

- Auswirkungen auf den Stoffwechsel: Trans-Fette sind eine spezielle Form von ungesättigten Fettsäuren, die durch einen chemischen Prozess namens Hydrierung entstehen. Trans-Fette können den Cholesterinspiegel erhöhen, Entzündungen fördern und das Risiko für Herz-Kreislauf-Erkrankungen erhöhen. Sie können auch den Stoffwechsel negativ beeinflussen, indem sie die Insulinresistenz fördern und die Fettverbrennung hemmen.

- Verarbeitung und Zubereitung: Verarbeitete Lebensmittel wie industriell hergestellte Backwaren, fettige Snacks und frittierte Lebensmittel enthalten oft hohe Mengen an isoliertem oder konzentriertem Fett. Diese Lebensmittel sind häufig reich an Kalorien und gering an Nährstoffen. Sie werden oft mit Zusatzstoffen, Geschmacksverstärkern und

Konservierungsmitteln hergestellt, die die Gesundheit und den Stoffwechsel negativ beeinträchtigen können.

Aus diesem Grund sollten wir bestimmte Lebensmittel lieber meiden, da sie viele versteckte Fette enthalten und eine geringe Nährstoffdichte aufweisen. Dazu gehören fettiges Fleisch, Wurst, Milchprodukte mit hohem Fettanteil, Trans-Fette, frittierte Lebensmittel, fettreiche Snacks, industriell hergestellte Backwaren, Kekse mit minderwertigen Fetten sowie zugefügte, isolierte Öle und Butter.

4.5. Fett und Gewichtsverlust: Die Rolle von Nahrungsfetten und ihre Auswirkungen auf den Abnehmerfolg

Interessante Ergebnisse ergaben sich aus einer Studie, die die Auswirkungen eines All-you-can-eat-Buffets mit Lebensmitteln von unterschiedlichem Fett-Gehalt untersuchte.[23]

Die Studie zeigte, dass die Teilnehmer, die sich am "low fat"-Buffet bedienten, freiwillig Hunderte von Kalorien weniger konsumierten als diejenigen, die sich an einem Buffet mit einem hohen Fettanteil satt aßen. Zudem stellte sich heraus, dass eine Ernährung mit einem Fettanteil von etwa 10-15% zu Gewichtsverlust führte, während eine

---

[23] Lissner L, Levitsky DA, Strupp BJ, Kalkwarf HJ, Roe DA. Dietary fat and the regulation of energy intake in human subjects. Am J Clin Nutr. 1987;46(6):886–92.

Ernährung mit einem Fettanteil von 45-50% zu einer Gewichtszunahme führte.

Es scheint, dass unser Körper Kalorien aus Fett im Vergleich zu Kohlenhydraten schlechter und verzögert wahrnimmt. Das bedeutet, dass bei einer fettreichen Ernährung das Sättigungsgefühl erst mit Verzögerung eintritt, wenn bereits zu viele Kalorien aufgenommen wurden. Das tritt insbesondere bei fettreichen, verarbeiteten Lebensmitteln auf.[24]

Die Studienteilnehmer, die sich hauptsächlich fettarm ernährten, zeigten im Vergleich zur Kontrollgruppe (die eine fettreiche Ernährung mit über 40% Fettanteil erhielten) freiwillig eine größere Lust auf Bewegung[25]. Dadurch verbrannten sie insgesamt mehr Kalorien durch körperliche Aktivität und verloren mehr Körperfett.

Es wurde festgestellt[26], dass eine Gewichtszunahme leichter erfolgen kann, wenn mehr Nahrungsfett aufgenommen wird. Der Körper scheint Nahrungsfett viel einfacher in Körperfett umwandeln

---

[24] Blundell JE, Burley VJ, Cotton JR, Lawton CL. Dietary fat and the control of energy intake: evaluating the effects of fat on meal size and postmeal satiety. Am J Clin Nutr. 1993;57(5 Suppl):772S–7S.

[25] Bray GA, Smith SR, Dejonge L, et al. Effect of diet composition on energy expenditure during weight loss: the POUNDS LOST Study. Int J Obes (Lond). 2012;36(3):448–55.

[26] Ruge T, Hodson L, Cheeseman J, et al. Fasted to fed trafficking of fatty acids in human adipose tissue reveals a novel regulatory step for enhanced fat storage. J Clin Endocrinol Metab. 2009;94(5):1781–8.

zu können, während Kohlenhydrate zunächst in den Muskeln als schnelle Energiequelle gespeichert werden.

Für den Körper ist es also offensichtlich sehr viel aufwendiger, gesunde Kohlenhydrate mit Ballaststoffen in Fettdepots umzuwandeln. Im Gegensatz dazu können bis zu 45% der Fettkalorien einer Mahlzeit ohne großen Energieverlust in die Fettdepots wandern.

Das Fazit lautet, dass es sinnvoller ist, sich auf die Auswahl natürlicher, gesunder Kohlenhydrate und Fette zu konzentrieren und ungesunde Optionen zu vermeiden. Anstatt sich ausschließlich auf "low carb" oder "low fat" zu konzentrieren, ist es wichtig, auf die Qualität der Lebensmittel zu achten. Junk-Food mit geringem Kohlenhydratgehalt, verarbeitete Lebensmittel mit glutenfreien oder biologischen Kennzeichnungen sowie fettarme Junk-Food oder verarbeitete Lebensmittel sollten vermieden werden.

4.6. Gesunde Fette wählen und Nährstoffanteile anpassen: Deine bewusste Ernährungsstrategie

Um unseren Fettkonsum zu optimieren, können wir folgende Tipps berücksichtigen:

1. Weniger Fett, dafür mehr Gemüse, Obst und Ballaststoffe in unsere Ernährung integrieren.
2. Fett aus tierischen Quellen wie Butter, Fleisch und Käse durch pflanzliches Fett (aus ganzen Pflanzen) in kleinen

Mengen ersetzen, beispielsweise durch Oliven, Samen und Avocado.

3. Fette aus ganzen Pflanzen konsumieren und isolierte Fette aus Öl möglichst meiden.

4. Fleisch oder Wurst durch leichten Frischkäse, Avocado oder Fisch ersetzen.

5. Chia-Samen, Hanfprotein oder Leinsamen in kleinen Mengen verwenden.

6. Anstelle von reinem Nuss-Snacks einen proteinreichen Smoothie mit Hanfprotein und einem Teelöffel Leinsamen zubereiten.

Es ist wichtig zu beachten, dass Fett ein wichtiger Bestandteil unserer Ernährung ist, aber die Qualität und die Quellen des Fettes eine große Rolle spielen.

Die App bietet eine praktische Möglichkeit, den eigenen Fettkonsum im Auge zu behalten und die Nährstoffanteile (in den Nährstoffeinstellungen der App) in der Ernährung manuell anzupassen.

Beispiel für Low-fat:

65-75% Kohlenhydrate
15-20% Eiweiss
10-15% Fett

Beispiel für Low-Carb:

45-55% Kohlenhydrate
20-25% Eiweiss
25-30% Fett

4.7. Zusammenfassung Woche 4

In der 4. Woche haben wir uns mit dem Verständnis von "low fat" gegenüber "low carb" beschäftigt und warum eine fettarme Ernährung für manche Menschen beim Abnehmen besser funktionieren kann. Wir haben gelernt, dass es wichtig ist, zwischen guten und schlechten Fetten zu unterscheiden und wie diese den Erfolg einer Diät beeinflussen können.

Des Weiteren haben wir die Bedeutung von Nahrungsfetten beim Abnehmen diskutiert und warum Fette das Abnehmen erschweren können. Isoliertes, verarbeitetes oder konzentriertes Fett sowie Trans-Fette wurden als besonders ungesund und hinderlich beim Abnehmen identifiziert.

Ein wichtiger Aspekt war die Auswahl gesunder Fette für die eigene Ernährung. Wir haben gelernt, dass es vorteilhaft ist, fettige Lebensmittel tierischen Ursprungs durch kleine Mengen pflanzlicher Fette zu ersetzen und Pflanzenfette aus ganzen Pflanzen zu konsumieren, anstatt isolierte Fette aus Ölen. Wir haben auch

Empfehlungen erhalten, wie wir unsere Ernährung anpassen können, um eine gesündere Fettaufnahme zu gewährleisten.

Zusammenfassend ist es entscheidend, ein Verständnis für den Einfluss von Nahrungsfetten auf die Gewichtsabnahme zu entwickeln und eine bewusste Auswahl gesunder Fette in unserer Ernährung zu treffen.

4.8. Checkliste zum Abhaken

Kannst du die folgenden Aussagen mit JA bestätigen? Ich bin begeistert, dann hast Du die 4. Woche mit Bravour gemeistert. Wenn du dir noch nicht sicher bist, schau dir den Teil im vorherigen Kapitel am besten noch einmal an.

- Verständnis für "low fat" vs. "low carb" entwickelt und warum eine fettarme Ernährung für manche Menschen beim Abnehmen besser funktioniert.
- Unterscheidung zwischen natürlichen und verarbeiteten, isolierten Fetten verstanden und deren Auswirkungen auf den Erfolg deiner Diät.
- Die Bedeutung von Nahrungsfetten beim Abnehmen verstanden und warum Fette das Abnehmen erschweren können.
- Eine bewusste Auswahl gesunder Fette für die eigene Ernährung getroffen.

- Den eigenen Konsum von fettigen Lebensmitteln tierischen Ursprungs reduziert und stattdessen pflanzliche Fette bevorzugt.
- Ganzheitliche Pflanzenfette in die Ernährung integriert und isolierte Fette aus Ölen gemieden.
- Regelmäßig die Ernährungsgewohnheiten überprüft und sichergestellt, dass eine angemessene Auswahl gesunder Fette getroffen wurde, um die Gewichtsabnahme zu unterstützen.
- Aktuelles Gewicht und die drei Messpunkte (Bauch, Bauchnabel und Taille) notiert

Erfahrungsbericht einer Teilnehmerin der Online-Challenge

Als Teilnehmerin des Online-Programms habe ich im Laufe der 12 Wochen meine Ernährungsgewohnheiten grundlegend überdacht. Zuvor war ich der festen Überzeugung, dass eine kohlenhydratarme Ernährung, also Low Carb, der beste Weg zum Abnehmen sei. Doch nach einer Analyse bei Yazio wurde mir klar, dass mein Fettverbrauch viel zu hoch war.

Ich war überrascht zu erfahren, wie viel Öl und Nüsse ich ohne es zu merken in meiner täglichen Ernährung verwendet habe. Ich dachte immer, dass Nüsse gesund seien, aber die Menge, die ich gegessen habe, hat meine Kalorienzufuhr in die Höhe getrieben. Auch beim Öl habe ich nie abgemessen und einfach nach Gefühl verwendet.

Ein weiterer Schock war, als ich erkannte, wie viele gesättigte Fette in Wurst und Käse enthalten sind. Während es mir nicht schwerfiel, auf Wurst zu verzichten, war es bei Käse eine größere Herausforderung. Ich habe noch keine passende Alternative gefunden, aber ich habe die Menge reduziert und beim Bestellen von Pizza darum gebeten, weniger Käse darauf zu legen.

Eine meiner größten Erfolge war es, meine Vorliebe für Chips zu überwinden. Ich habe es geschafft, sie komplett aus meiner Ernährung zu streichen, und darauf bin ich sehr stolz.

Dank des Abnehm-Programms habe ich gelernt, bewusster mit meiner Ernährung umzugehen und die Inhaltsstoffe genauer zu analysieren. Es war eine Augen öffnende Erfahrung, zu erkennen, wie meine vorherigen Gewohnheiten meinen Gewichtsverlust behindert haben. Ich bin motiviert, meinen Weg fortzusetzen und meine Ziele zu erreichen.

4.9. Hilfreiche Praxis-Tipps für die vierte Woche

Tipp 1: Braten ohne Öl

- Verwende eine hochwertige Antihaftpfanne, die das Anhaften von Lebensmitteln verhindert. Dadurch kannst du auf das Hinzufügen von zusätzlichem Fett verzichten.

- Nutze Brühe oder Wasser als Alternative zu Öl. Du kannst eine kleine Menge Brühe oder Wasser in die Pfanne geben, um die Zutaten anzubraten oder zu dünsten.
- Wähle eine gute Qualität von Kochspray, das wenig oder gar kein Öl enthält. Mit einem Spritzer dieses Sprays kannst du verhindern, dass die Lebensmittel an der Pfanne haften bleiben.

Tipp2: Backen ohne Öl und Butter

- Verwende ungesüßtes Apfelmus oder pürierte Bananen als Ersatz für Fett. Diese Fruchtpürees verleihen dem Gebäck Feuchtigkeit und sorgen für eine gute Textur.
- Probiere Joghurt oder fettarme Milch als Alternative aus. Diese Zutaten können in manchen Rezepten Butter oder Öl ersetzen und eine ähnliche Konsistenz erzeugen.
- Füge pürierte Avocado hinzu, um dem Backwerk Feuchtigkeit und eine cremige Textur zu verleihen. Avocado ist reich an gesunden Fetten und enthält viele Nährstoffe.

Tipp3: Leckeres Salat-Dressing ohne Öl

- Verwende Zitronen- oder Limettensaft als Basis für dein Dressing. Kombiniere den Saft mit Gewürzen wie Knoblauch, Senf, Kräutern oder Gewürzmischungen, um den Geschmack zu intensivieren.
- Nutze Essig, wie Apfelessig, Balsamicoessig oder Reisessig, um dem Dressing einen säuerlichen Geschmack zu verleihen.

Du kannst ihn mit Gewürzen und Kräutern deiner Wahl kombinieren.

- Probiere Joghurt oder fettarme Sauerrahm als Basis für ein cremiges Dressing. Füge Gewürze, Zitrusfrüchte oder frische Kräuter hinzu, um den Geschmack zu variieren.

- Experimentiere mit natürlichen Zutaten wie Senf, Sojasauce, Joghurt, Zitrusfrüchten, Kräutern, Knoblauch oder Gewürzen, um ein individuelles Geschmacksprofil zu erstellen.

Erfahrungsbericht einer Teilnehmerin

Ich möchte gerne meine Erfahrungen mit euch teilen, die ich während meiner Teilnahme am Programm gemacht habe, insbesondere in Bezug auf das Thema Fett und Kohlenhydrate. Ich habe festgestellt, dass das Weglassen von Kohlenhydraten meiner Gesundheit nicht gut getan hat, vor allem im Hinblick auf meine sportliche Leistungsfähigkeit.

Zu Beginn der Diät habe ich versucht, mich auf eine kohlenhydratarme Ernährung zu konzentrieren und gleichzeitig den Fettanteil in meiner Ernährung zu reduzieren. Ich dachte, dass dies der beste Weg sei, um Gewicht zu verlieren und meine Ziele zu erreichen. Allerdings bemerkte ich schnell, dass mir die Energie fehlte, um meine sportlichen Aktivitäten effektiv auszuführen. Mein Körper schien nicht genug Kraftstoff zu haben, um sich während des Trainings optimal zu fühlen.

Im Laufe des Programms habe ich jedoch gelernt, dass Kohlenhydrate eine wichtige Rolle für die sportliche Leistungsfähigkeit spielen. Sie dienen als schnelle Energiequelle und helfen dabei, die Glykogenspeicher in den Muskeln und in der Leber aufzufüllen. Als ich begann, eine ausgewogenere Ernährung mit einem angemessenen Anteil an Kohlenhydraten einzuführen, bemerkte ich eine deutliche Verbesserung meiner Leistung beim Sport. Ich fühlte mich energiegeladener und konnte länger und intensiver trainieren.

Auf der anderen Seite fiel es mir überraschenderweise relativ leicht, auf Fett in meiner Ernährung zu verzichten. Ich konzentrierte mich darauf, gesunde Fette aus natürlichen Quellen wie Avocados, Nüssen und Samen zu wählen, anstatt auf fettreiche tierische Produkte oder verarbeitete Lebensmittel zurückzugreifen. Dies ermöglichte es mir, meine Kalorienzufuhr zu kontrollieren und dennoch eine ausreichende Menge an gesunden Fetten zu konsumieren.

Insgesamt war diese Erfahrung für mich ein Augenöffner. Ich habe gelernt, dass eine ausgewogene Ernährung, die sowohl Kohlenhydrate als auch gesunde Fette einschließt, der Schlüssel für meine sportliche Leistungsfähigkeit und mein Wohlbefinden ist. Das Weglassen von Kohlenhydraten hat mir gezeigt, wie wichtig sie für meinen Körper sind, während der Verzicht auf Fett überraschend einfach für mich war. Ich habe gelernt, die richtige Balance zu finden und meine Ernährung entsprechend anzupassen, um meine Ziele zu erreichen und gleichzeitig meine Gesundheit zu fördern.

5.

BAUSTEIN 5: DIÄT-GEHEIMWAFFE PFLANZLICHES PROTEIN

5. 1. Ziele der fünften Woche

"Protein ist der Baustein des Lebens. Jede Zelle in unserem Körper enthält Protein. Ohne Protein könnte der Körper nicht wachsen, sich erneuern oder funktionieren." - Bruce Lee, Schauspieler und Kampfkünstler

Am Ende dieser Woche wirst du folgende Punkte umgesetzt und verstanden haben:

- Erlangen eines tieferen Verständnisses für die Rolle von Proteinen im Körper und ihre Bedeutung für den Abnehmprozess.
- Unterscheidung zwischen tierischen und pflanzlichen Proteinquellen und deren Auswirkungen auf den Erfolg der Diät.

- Erkenntnis über die Bedeutung einer proteinreichen Ernährung für das Abnehmen und das Verständnis, warum der Konsum tierischer Proteine hinderlich sein kann.
- Auswahl und Integration gesunder Proteinquellen in die persönlichen Ernährungsgewohnheiten.

5.2. To dos Woche 5

- Verständnis für Proteine, warum sie für den Körper und beim Abnehmen essentiell sind
- Verständnis für den Unterschied zwischen tierischen und pflanzlichen Proteinen für den Diät-Erfolg
- Verständnis für die Bedeutung von Proteinen beim Abnehmen, und warum tierische Proteine das Abnehmen erschweren können
- Auswahl gesunder Proteinquellen für die eigene Ernährung

5.3. Die Bedeutung von Proteinen beim Abnehmen

Proteine spielen eine entscheidende Rolle in der Ernährung und haben eine Vielzahl von Funktionen im Körper. Sie sind die Bausteine des Lebens und an zahlreichen Prozessen beteiligt, wie dem Aufbau und der Reparatur von Gewebe, der Bildung von Enzymen,

Hormonen und Antikörpern sowie dem Transport von Nährstoffen im Körper.

Eine ausreichende Proteinzufuhr ist lebenswichtig und während einer Diät von besonders großer Bedeutung.

Wenn wir Gewicht verlieren möchten, ist es wichtig, den Körper zu unterstützen, hauptsächlich Körperfett und keine Muskelmasse abzubauen. Proteine helfen dabei, die Muskelmasse während des Gewichtsverlusts zu erhalten. Muskelmasse ist metabolisch aktiv und spielt eine wichtige Rolle bei der Aufrechterhaltung des Stoffwechsels und der Fettverbrennung.

Eine Proteinzufuhr von etwa 10-15% der täglichen Kalorien reicht in der Regel aus, um die Muskelmasse zu erhalten[27].

Es ist wichtig zu beachten, dass nicht nur die absolute Menge an Protein, sondern auch die Qualität der Proteinquellen relevant ist. Eine ausgewogene Ernährung sollte verschiedene hochwertige proteinreiche Lebensmittel enthalten, um alle essentiellen Aminosäuren zu erhalten, die der Körper benötigt.

Aminosäuren sind die Bausteine der Proteine, die in unserem Körper vorkommen. Es gibt insgesamt 20 verschiedene Aminosäuren,

---

[27] T. Colin Campbell und Thomas M. Campbell. China Study. (2017). Pflanzenbasierte Ernährung und ihre wissenschaftliche Begründung. Verlag Systemische Medizin; 4., überarbeitete und erweiterte Aufl. Edition

von denen 9 als "essentielle Aminosäuren" und 11 als "nicht-essentielle Aminosäuren" klassifiziert werden.

Essentielle Aminosäuren sind jene, die der Körper nicht selbst herstellen kann und daher über die Nahrung aufgenommen werden müssen. Diese Aminosäuren sind für den Körper unverzichtbar, da sie für viele wichtige Stoffwechselprozesse notwendig sind.

Nicht-essentielle Aminosäuren können vom Körper selbst hergestellt werden, wenn ausreichend Proteine vorhanden sind.

5.4. Tierische vs. pflanzliche Proteine für den Diät-Erfolg

Pflanzliche Proteine bieten viele gesundheitliche Vorteile und enthalten eine Vielzahl zusätzlicher Nährstoffe wie Vitamine und Ballaststoffe, die in tierischen Proteinen in der Regel weniger oder gar nicht vorkommen.

Vitamine sind essentielle Nährstoffe, die für verschiedene Funktionen im Körper benötigt werden, einschließlich des Stoffwechsels, des Immunsystems und der Zellgesundheit. Pflanzliche Proteine, wie zum Beispiel Hülsenfrüchte, Vollkornprodukte und Nüsse, sind oft reich an verschiedenen Vitaminen, einschließlich Vitaminen des B-Komplexes, Vitamin C, Vitamin E und verschiedenen Antioxidantien.

Ballaststoffe sind ein weiterer wichtiger Bestandteil einer gesunden Ernährung. Sie sind ausschließlich in pflanzlichen Lebensmitteln enthalten. Pflanzliche Proteinquellen wie Vollkornprodukte, Hülsenfrüchte, Gemüse und Nüsse enthalten große Mengen an Ballaststoffen, die zur Aufrechterhaltung einer gesunden Darmfunktion beitragen.

Der Verzehr von pflanzlichen Proteinen, die natürlicherweise viele Vitamine und Ballaststoffe enthalten, kann dazu beitragen, den Körper mit einer breiteren Palette an Nährstoffen zu versorgen. Das kann helfen, den Nährstoffbedarf während einer Kalorienrestriktion zu decken. Darüber hinaus gelten die meisten pflanzlichen Proteine als sättigend und kalorienarm, da sie zusätzliche Nähr- und Faserstoffe liefern, ohne leere Kalorien. Sie enthalten im Vergleich zu Lebensmitteln tierischer Herkunft so gut wie keine gesättigten Fette, Cholesterin oder Harnsäure sowie Hormone oder Antibiotika.

Pflanzliche Proteine können zudem eine schnellere Sättigung hervorrufen, da sie eine höhere Ballaststoff- und Wassermenge enthalten. Ballaststoffe sind unverdauliche Nahrungsbestandteile, die im Magen aufquellen, wodurch ein Sättigungsgefühl entsteht. Die in den pflanzlichen Lebensmitteln enthaltenen Ballaststoffe können zusätzlich dazu beitragen, dass die Nahrung länger im Magen bleibt und langsamer verdaut wird.

Darüber hinaus enthalten pflanzliche Proteine oft eine höhere Wassermenge, entweder intrinsisch als Bestandteil des Lebensmittels oder extrinsisch durch Kochen oder Zubereitung. Dies führt zu einer größeren Volumenzunahme im Magen, was ebenfalls zu einem Sättigungsgefühl beiträgt.

Ein weiterer Faktor ist die Energiedichte der Lebensmittel. Pflanzliche Proteine haben oft eine niedrigere Energiedichte im Vergleich zu tierischen Proteinen. Das bedeutet, dass sie weniger Kalorien pro Gramm enthalten. Folglich können wir größere Mengen von diesen Lebensmitteln essen, während wir gleichzeitig weniger Kalorien zu uns nehmen.

5.5. Die Rolle von Proteinen beim Gewichtsverlust: Warum tierische Proteine das Abnehmen erschweren können

Der Verzehr von tierischem Protein kann den Gewichtsverlust beeinflussen, insbesondere wenn größere Mengen konsumiert werden. Eine mögliche Erklärung dafür liegt in der Insulinreaktion des Körpers auf den Verzehr von tierischem Protein[28].

Tierisches Protein, wie Fleisch, Hühnchen, Milchprodukte und Fisch, kann den Insulinspiegel im Körper erhöhen. Insulin ist ein Hormon, das für die Regulierung des Blutzuckerspiegels und den

---

[28] Greger, Michael, Julia Augustin, et. al. (2020): How not to Diet. Gesund abnehmen und dauerhaft schlank bleiben dank neuester wissenschaftlich bewiesener Erkenntnisse. Lübbe Life; 1. Aufl. 2020 Edition

Stoffwechsel von Kohlenhydraten, Fetten und Proteinen verantwortlich ist. Wenn wir tierisches Protein konsumieren, wird Insulin freigesetzt, um den Anstieg des Blutzuckerspiegels zu bewältigen.

Der entscheidende Punkt ist, dass tierisches Protein auch die Insulinfreisetzung auslösen kann, obwohl es keinen signifikanten Anstieg des Blutzuckerspiegels verursacht. Dies wird als "insulinogene Wirkung" bezeichnet. Es wurde festgestellt, dass tierisches Protein einen ähnlichen oder sogar stärkeren Insulinanstieg verursachen kann als kohlenhydratreiche Lebensmittel[29].

Die Insulinreaktion auf tierisches Protein kann den Gewichtsverlust beeinflussen, da Insulin ein anaboles Hormon ist, das den Aufbau und die Speicherung von Nährstoffen fördert. Insulin hilft dabei, Glukose in die Zellen zu transportieren, wo sie als Energiequelle genutzt wird. Gleichzeitig hemmt Insulin jedoch den Fettabbau, indem es die Freisetzung von Fettsäuren aus den Fettdepots des Körpers blockiert. Das kann dazu führen, dass der Körper eher Glukose als Energiequelle verwendet und weniger auf die Fettspeicher zurückgreift.

Es ist wichtig zu beachten, dass die Insulinreaktion auf tierisches Protein von Person zu Person unterschiedlich sein kann. Einige Menschen können empfindlicher reagieren als andere. Zudem kann

---

[29] Rabinowitz D, Merimee TJ, Maffezzoli R, Burgess JA. Patterns of hormonal release after glucose, protein, and glucose plus protein. Lancet. 1966;2(7461):454–6.

der Gesamtkontext der Mahlzeit, einschließlich der anderen Nahrungsmittelkomponenten und der Art der Zubereitung, eine Rolle spielen.

Um den Gewichtsverlust zu fördern, ist es ratsam, eine ausgewogene Ernährung zu wählen, die verschiedene Proteinquellen umfasst, einschließlich vieler pflanzlicher Proteine.

Pflanzliche Proteine haben tendenziell eine geringere insulinogene Wirkung und können helfen, den Insulinspiegel stabiler zu halten, da sie gleichzeitig große Mengen an Ballaststoffen enthalten. Durch die Kombination von pflanzlichen Proteinen mit ballaststoffreichen Kohlenhydraten und gesunden Fetten in einer Mahlzeit kann eine ausgeglichene Insulinreaktion erreicht und der Gewichtsverlust unterstützt werden.

5.6. Auswahl gesunder Proteinquellen für die eigene Ernährung

Diese pflanzlichen Proteinquellen liefern alle essentiellen Aminosäuren in ausreichenden Mengen.

1. Sojabohnen und Sojaprodukte: Sojabohnen sind eine vollständige Proteinquelle und enthalten alle essentiellen Aminosäuren. Tofu, Tempeh, Edamame und Sojamilch sind beliebte Sojaprodukte, die reich an hochwertigem pflanzlichen Protein sind.

2. Quinoa: Quinoa ist ein Pseudogetreide, das eine gute Quelle für alle essentiellen Aminosäuren ist. Es enthält auch Ballaststoffe, Vitamine und Mineralstoffe.

3. Hanfsamen: Hanfsamen sind kleine Samen mit einem hohen Proteingehalt und liefern alle essentiellen Aminosäuren. Sie enthalten auch gesunde Omega-3-Fettsäuren.

4. Chia-Samen: Chia-Samen sind reich an Ballaststoffen, Omega-3-Fettsäuren und Proteinen. Sie bieten alle essentiellen Aminosäuren und sind vielseitig in der Küche verwendbar.

5. Amaranth: Amaranth ist ein glutenfreies Getreide, das alle essentiellen Aminosäuren enthält. Es ist eine gute Quelle für pflanzliches Protein und hat einen hohen Gehalt an Ballaststoffen.

6. Buchweizen: Buchweizen ist ein nahrhaftes Pseudogetreide, das alle essentiellen Aminosäuren enthält. Es ist glutenfrei und reich an Ballaststoffen, Magnesium und Antioxidantien.

Durch die Kombination von verschiedenen pflanzlichen Proteinquellen, einschließlich Hülsenfrüchten, können wir eine ausreichende Versorgung mit allen essentiellen Aminosäuren erreichen.

Eine Kombination von Hülsenfrüchten mit Vollkornprodukten wie Reis, Quinoa oder Hafer kann dazu beitragen, dass die Aminosäureprofile optimal ergänzt werden. Durch diese Kombination entsteht eine sogenannte "komplementäre Proteinquelle", bei der die Aminosäuremuster der verschiedenen Nahrungsmittel sich gegenseitig ergänzen und eine ausgewogene Mischung der essentiellen Aminosäuren entsteht.

Es ist wichtig zu beachten, dass die genaue Kombination von Lebensmitteln nicht in jeder einzelnen Mahlzeit erfolgen muss, sondern über den Tag verteilt erfolgen kann.

Es gibt verschiedene Kombinationsmöglichkeiten von pflanzlichen Proteinquellen mit Vollkornprodukten, die eine optimale Versorgung mit allen essentiellen Aminosäuren zu gewährleisten.

1. Hülsenfrüchte und Vollkorngetreide: Die Kombination von Hülsenfrüchten wie Bohnen, Linsen oder Kichererbsen mit Vollkorngetreide wie Quinoa, Haferflocken oder braunem Reis ergibt eine vollständige Mischung aller essentiellen Aminosäuren. Diese Kombination ist in vielen Kulturen traditionell, zum Beispiel Bohnen mit Reis in der lateinamerikanischen Küche.

2. Nüsse oder Samen mit Vollkornbrot: Die Zugabe von Nüssen oder Samen, wie Mandeln, Walnüssen oder Chiasamen, zu Vollkornbrot oder -nudeln kann eine vollständige Aminosäurenzusammensetzung liefern. Zum Beispiel kann man einen Vollkornbrotbelag mit Hummus (aus Kichererbsen) und Sonnenblumenkernen zubereiten.

3. Sojaprodukte mit Vollkornprodukten: Sojaprodukte wie Tofu, Tempeh oder Edamame enthalten alle essentiellen Aminosäuren. Durch die Kombination mit

Vollkornprodukten wie Vollkornnudeln, Quinoa oder Bulgur erhält man eine ausgewogene Mischung von Proteinen und Nährstoffen.

4. Grünkohl oder Spinat mit Vollkornreis: Die Kombination von grünem Blattgemüse wie Grünkohl oder Spinat mit Vollkornreis kann eine vollständige Aminosäurenzusammensetzung bieten. Dies kann zum Beispiel in einem Salat oder in einer Gemüsepfanne umgesetzt werden.

5. Vollkornbrot mit Hülsenfrucht-Aufstrich: Durch die Kombination von Vollkornbrot mit einem Aufstrich wie Hummus, Linsenaufstrich oder Bohnenpaste erhält man eine vollständige Mischung von Aminosäuren.

Diese Kombinationsmöglichkeiten bieten eine breite Palette von Nahrungsmitteln, die die essentiellen Aminosäuren ergänzen und eine optimale Versorgung gewährleisten können.

Es ist wichtig zu betonen, dass es bei der Kombination von pflanzlichen Proteinquellen mit Vollkornprodukten darum geht, eigene Kreationen zu finden, die uns selbst und der Familie gut schmecken. Jeder hat unterschiedliche Geschmackspräferenzen und Vorlieben, daher ist es sinnvoll, individuelle Mahlzeiten zu gestalten.

Ein praktischer Tipp besteht darin, traditionelle Gerichte neu zu definieren und pflanzliche Proteinquellen als Basis zu verwenden. Anstatt zu planen "Heute gibt es Hühnchen" oder "Heute gibt es

Nudeln", kann man das Denken umstellen und Gerichte mit pflanzlicher Basis kreieren. Zum Beispiel "Heute gibt es Chili sin Carne", wobei die Fleischkomponente durch Hülsenfrüchte ersetzt wird. Oder man könnte sagen: "Heute gibt es einen Humus-Dip mit Ofengemüse" anstelle von einem Dip mit tierischen Zutaten.

Weitere Beispiele könnten sein: "Heute gibt es Vollkornreis mit Chinapfanne und Edamame" oder "Heute gibt es eine Quinoa-Salat-Bowl mit verschiedenen Gemüsesorten und Kichererbsen". Wer es weniger exotisch mag, kann auch einfach die bestehenden Gerichte mit Hülsenfrüchten aufpeppen. Auf diese Weise lässt sich die pflanzliche Basis in die tägliche Ernährung integrieren.

Durch das Umdenken und die Kreativität bei der Zubereitung von Mahlzeiten mit pflanzlichen Proteinquellen als Grundlage können neue und abwechslungsreiche Gerichte entstehen. Das ermöglicht es, eine Vielzahl von Nährstoffen zu nutzen und den Speiseplan qualitativ aufzuwerten. Zudem sind diese Mahlzeiten reich an Ballaststoffen, Vitaminen und Mineralstoffen, die neben dem Abnehmerfolg zur Förderung unserer Gesundheit beitragen.

5.7. Zusammenfassung Woche 5

Während der 5. Woche haben wir uns mit der Bedeutung von Proteinen in der Ernährung auseinandergesetzt und warum sie sowohl für den Körper als auch beim Abnehmen essentiell sind. Proteine sind essentielle Nährstoffe, die für den Aufbau und die Reparatur von

Gewebe, den Erhalt der Muskelmasse und die Regulierung des Stoffwechsels von entscheidender Bedeutung sind.

Wir haben den Unterschied zwischen tierischen und pflanzlichen Proteinen für den Diät-Erfolg erörtert. Tierische Proteine, wie Fleisch, Geflügel und Milchprodukte, können das Abnehmen erschweren, da sie eine Insulinreaktion hervorrufen, die den Fettabbau hemmen kann. Pflanzliche Proteine, wie Hülsenfrüchte, Nüsse, Samen und Sojaprodukte, bieten eine gesündere Alternative, da sie ballaststoffreich sind, Vitamine und Mineralstoffe enthalten und weniger gesättigte Fette enthalten.

Wir haben auch die Bedeutung von Proteinen beim Abnehmen erörtert. Eine ausreichende Proteinzufuhr während einer Diät ist wichtig, um den Erhalt der Muskelmasse zu unterstützen.

Abschließend haben wir die Auswahl gesunder Proteinquellen für die eigene Ernährung besprochen. Eine ausgewogene Ernährung, die eine Vielfalt an gesunden Proteinquellen bietet, ist der Schlüssel, um den Körper besonders während einer Kalorienrestriktion mit den benötigten Aminosäuren und Nährstoffen zu versorgen.

5.8. Checkliste zum Abhaken

Kannst du die folgenden Aussagen mit JA bestätigen? Unglaublich, auch die 5. Woche ist geschafft! Wenn du dir noch nicht sicher bist, schau dir den Teil im vorherigen Kapitel am besten noch einmal an.

- Verständnis für Proteine und ihre essentielle Rolle für den Körper und beim Abnehmen erlangt.
- Verständnis für den Unterschied zwischen tierischen und pflanzlichen Proteinen.
- Gesunde Proteinquellen für die eigene Ernährung ausgewählt
- Eine ausgewogene Proteinzufuhr während der Diät sichergestellt, um den Erhalt der Muskelmasse zu unterstützen.
- Ballaststoffreiche pflanzliche Proteine in die Mahlzeiten integriert, um ein längeres Sättigungsgefühl zu erreichen.
- Neue, pflanzenbasierte Gerichte und Rezepte ausprobiert, um eine vielfältige Auswahl gesunder Proteinquellen zu gewährleisten.
- Aktuelles Gewicht und die drei Messpunkte (Bauch, Bauchnabel und Taille) notiert

Erfahrungsbericht einer Teilnehmerin der Online-Challenge

Als Teilnehmerin des Abnehm-Programms habe ich eine wichtige Lektion über Proteine gelernt. Ich war immer der festen Überzeugung, dass nur tierische Proteine und große Mengen beim Muskelaufbau helfen können. Aus diesem Grund war ich geradezu besessen davon, zusätzliche Proteine in Form von Shakes, Protein-Brot, Protein-Pudding und Protein-Pulver zu konsumieren. Mein Speiseplan bestand hauptsächlich aus Huhn, Pute und Thunfisch.

Doch im Rahmen des Programms wurde mir klar, dass ich viel zu viel künstliche und verarbeitete Proteine zu mir genommen habe und kaum natürliche, pflanzliche Proteinquellen in meiner Ernährung hatte. Tatsächlich habe ich die dreifache Menge an Protein konsumiert, die mein Körper tatsächlich benötigt. Offensichtlich hatte ich meinen Proteinbedarf völlig überschätzt.

Des Weiteren habe ich erkannt, dass für den Muskelaufbau nicht nur das Protein an sich entscheidend ist, sondern auch der richtige Trainingsreiz. Ich habe eingesehen, dass eine ausgewogene Ernährung mit angemessenen Mengen an Kohlenhydraten und weniger verarbeiteten Lebensmitteln für mich deutlich vorteilhafter ist. Seitdem ich meinen Fokus auf eine ausgewogene Ernährung gelegt habe, geht es mir körperlich und geistig deutlich besser.

Diese Erfahrung hat mich dazu motiviert, meine Ernährungsgewohnheiten zu überdenken und mich auf natürliche und ausgewogene Proteinquellen zu konzentrieren. Ich habe gelernt, dass die richtige Menge an Protein in Verbindung mit einem angemessenen Trainingsprogramm eine ausgewogene Körperzusammensetzung und ein gesundes Körpergewicht unterstützt. Ich bin froh, dass ich diese Erkenntnisse gewonnen habe und freue mich auf meine weitere Reise zu einem gesunden und fitten Lebensstil.

5.9. Hilfreiche Praxis-Tipps für die fünfte Woche

Tipp1: Bohnen in Gerichten verstecken

Wenn Kinder oder deine Familie keine Bohnen mögen, kannst du sie geschickt in Gerichten verstecken. Püriere die Bohnen und füge sie beispielsweise in Suppen, Dips oder Salaten hinzu. Auf diese Weise profitieren die Kinder von den Nährstoffen der Bohnen, ohne dass sie den Geschmack bemerken. Bohnen und alle Arten von Hülsenfrüchten sind gesundheitlich so herausragend, dass wir Wege finden sollten, diese um jeden Preis in die tägliche Ernährung zu integrieren.

Tipp2: Zeit sparen mit Hülsenfrüchten aus dem Glas

Um viel Zeit zu sparen, kannst du vorgekochte Hülsenfrüchte wie Linsen, Bohnen oder Kichererbsen aus dem Glas wählen. Diese sind genauso nährstoffreich wie selbstgekochte Varianten. Du kannst sie einfach deinem Salat hinzufügen, in Smoothies ausprobieren oder nach leckeren Dip-Rezepten suchen.

Tipp3: Gluten-frei und proteinreich backen

Probiere beim Backen auch mal gesundes Pseudo-Getreide wie Buchweizen oder Amaranth aus. Buchweizenmehl eignet sich besonders gut für die Zubereitung von leckeren und gut verträglichen Pfannkuchen. Ein weiterer Vorteil ist, dass sie kein Gluten enthalten, was sie zu einer geeigneten Option für Menschen mit Glutenunverträglichkeit macht.

Erfahrungsbericht einer Teilnehmerin

Als ich mich dazu entschied, mehr Hülsenfrüchte in meine Ernährung einzubauen, war es anfangs eine Herausforderung. Ich hatte mit Bauchweh und Blähungen zu kämpfen, was die Umstellung schwierig machte.

Am Anfang habe ich den Fehler gemacht, zu große Mengen Hülsenfrüchte auf einmal zu essen. Ich war so begeistert von den gesundheitlichen Vorteilen und den vielfältigen Zubereitungsmöglichkeiten, dass ich mich regelrecht darauf gestürzt habe. Leider hat mein Enthusiasmus zu Verdauungsproblemen geführt. Aber ich war entschlossen, nicht gleich aufzugeben.

Ich beschloss, kleinere Mengen Hülsenfrüchte in meine Mahlzeiten einzufügen und steigerte die Menge allmählich im Laufe der Zeit.

Nach ein paar Wochen bemerkte ich eine angenehme Überraschung: Das Bauchgrummeln verschwand, und ich vertrug Hülsenfrüchte nun ohne Probleme. Es schien, als müsste sich meine Darmflora erst an die neue Nahrung gewöhnen.

Ich fand heraus, dass Gewürze wie Kümmel oder Ingwer hilfreich waren, um die Verdauung zu unterstützen. Ich begann, die Hülsenfrüchte gründlich zu kauen und nahm mir Zeit für die Mahlzeiten. Alternativ pürierte ich sie anfangs, um sie besser verträglich zu machen. So konnte ich sie langsam in meine Ernährung integrieren.

Heute freue ich mich jeden Tag auf Gerichte wie Chili sin Carne, selbstgemachten Humus-Dip oder meine Salat-Bowl mit leckeren Falafelbällchen. Die Umstellung auf Hülsenfrüchte hat sich gelohnt, denn ich habe nicht nur eine reichhaltige Proteinquelle entdeckt, sondern auch eine Vielfalt an köstlichen und gesunden Gerichten.

Meine Erfahrung zeigt, dass es wichtig ist, die Menge der Hülsenfrüchte langsam zu erhöhen und zu beobachten, wie der Körper darauf reagiert. Jeder Mensch ist unterschiedlich, und es braucht Zeit, um sich an neue Lebensmittel zu gewöhnen. Mit Geduld und kleinen Anpassungen konnte ich die Vorteile von Hülsenfrüchten voll ausschöpfen und sie zu einer wertvollen Bereicherung meiner Ernährung machen.

6.

BAUSTEIN 6: SÄTTIGUNG UND DURCHBRECHEN DES DIÄT-PLATEAUS: DIE ROLLE VON WASSER UND SALZ

6.1. Ziele der sechsten Woche

"Wasser ist die beste Medizin." Arzt der Antike

Am Ende dieser Woche wirst du folgende Punkte umgesetzt und verstanden haben:

- Verständnis für die Bedeutung von Wasser während einer Kalorienrestriktion entwickeln und täglich ausreichend Wasser trinken.
- Verständnis für die Auswirkungen von Salz auf den Gewichtsverlust erlangen und Strategien zur Reduzierung des Salzkonsums umsetzen.

- Auswahl geeigneter Getränke und wasserhaltiger Lebensmittel treffen, die den Gewichtsverlust unterstützen.
- Bewusstsein für mögliche Diät-Plateaus und den Zusammenhang zwischen der Anpassung der Kalorienzufuhr und dem Ruhestoffwechsel entwickeln und gegebenenfalls die Kalorien neu berechnen.

6.2. To dos Woche 6

- Verständnis für Diät-Plateaus, Gewichtsschwankungen und die Rolle von Wasser
- Verständnis für die Wirkung von Wasser und Salz auf den Gewichtsverlust
- Strategien für weniger Salz
- Auswahl geeigneter Getränke und wasserhaltiger Lebensmittel, die den Gewichtsverlust unterstützen

6.3. Die Bedeutung von Wasser während einer Kalorienrestriktion

Ein typisches Diät-Szenario kann folgendermaßen aussehen:

Eine Person entscheidet sich für eine kalorienreduzierte Diät und reduziert von einem Tag auf den anderen die Zufuhr von Kohlenhydraten und automatisch auch Salz (denn Brot enthält beispielsweise große Mengen an Salz) in der Ernährung. Durch den plötzlichen Verzicht auf Kohlenhydrate werden die Glykogenspeicher im Körper entleert, wobei das Glykogen Wasser bindet. Gleichzeitig führt der niedrige Salzkonsum dazu, dass der Körper weniger Wasser zurückhält.

Dieser abrupte Wechsel kann dazu führen, dass der Körper große Mengen Wasser ausscheidet, was auf der Waage wie ein großer Gewichtsverlust erscheint. Die Person freut sich über das vermeintliche Ergebnis der Diät. Doch nach ein paar Wochen kehrt die Person möglicherweise an einem Cheat-Day, während einer Party oder am Wochenende mal wieder zu einer kohlenhydratreichen Ernährung zurück. Dabei nimmt sie möglicherweise wieder mehr Kohlenhydrate und Salz zu sich.

Der Körper reagiert darauf, indem er wieder mehr Wasser bindet. Das kann zu einem sprunghaften Anstieg des Gewichts auf der Waage führen. Die Person, die glaubt, dass die Diät nicht mehr funktioniert, wird frustriert und kann versucht sein, alles hinzuschmeißen.

Was in diesem Szenario oft übersehen wird, ist der reale Verlust an Körperfett während der Diät. Die scheinbare Gewichtszunahme wird hauptsächlich durch die erhöhte Wassereinlagerung verursacht. Wasserschwankungen können bis zu 4 kg ausmachen und den anfänglichen realen Gewichtsverlust maskieren, vor allem wenn dieser weniger als 2 kg ausmacht, was am Anfang der Diät ja ganz normal ist.

Auch haben Wasserschwankungen unterschiedliche Gründe, wie beispielsweise hormonelle Veränderungen, Salzaufnahme, Flüssigkeitszufuhr und Entzündungsreaktionen im Körper.

Es ist wichtig zu verstehen, dass Gewichtsschwankungen aufgrund von Wassereinlagerungen normal sind und nicht unbedingt auf eine schlecht funktionierende Diät hinweisen. Um den Erfolg einer Diät zu beurteilen, sollte man sich nicht nur auf die Zahlen auf der Waage verlassen, sondern auch andere Indikatoren wie Körperumfang, Körperzusammensetzung und das allgemeine Wohlbefinden berücksichtigen.

Es ist ratsam, geduldig zu sein und sich nicht von kurzfristigen Schwankungen des Gewichts entmutigen zu lassen. Eine nachhaltige und gesunde Gewichtsabnahme erfordert Zeit, eine ausgewogene Ernährung und regelmäßige körperliche Aktivität. Durch die Konzentration auf den Verlust von Körperfett können realistische und langfristige Ergebnisse erzielt werden.

Wenn der Gewichtsverlust stagniert, können folgende Maßnahmen helfen, das gefürchtete "Diät-Plateau" zu überwinden

Ballaststoffreiche Ernährung: Fokussiere dich auf den Verzehr von Gemüse und Hülsenfrüchten, die reich an Ballaststoffen sind. Sie sorgen für ein langanhaltendes Sättigungsgefühl und fördern die Verdauung.

Wähle natürliche Kohlenhydrate mit niedrigem glykämischen Index: Entscheide dich für komplexe Kohlenhydrate wie Vollkornprodukte, Quinoa und Haferflocken, anstelle raffinierter und zuckerhaltiger Lebensmittel. Diese helfen, den Blutzuckerspiegel stabil zu halten und verhindern Heißhungerattacken.

Ersetze tierische Lebensmittel durch pflanzliche Alternativen: Reduziere den Konsum von tierischen Produkten und ersetze sie durch pflanzliche Proteinquellen wie Bohnen, Linsen, Tofu oder Tempeh. Pflanzliche Lebensmittel sind oft fettärmer und kalorienärmer, was den Gewichtsverlust unterstützen kann.

Muskelaufbau und Ausdauersport: Integriere regelmäßiges Krafttraining und Ausdauerübungen in dein Fitnessprogramm. Muskelaufbau hilft dabei, den Stoffwechsel anzukurbeln und mehr Kalorien zu verbrennen, während Ausdauersport die Fettverbrennung und den Kalorienverbrauch erhöht (siehe auch Bausteine 9 und 10).

Intervallfasten und Essenspausen einhalten: Praktiziere Intervallfasten, indem du bestimmte Essensfenster einhältst und längere Pausen zwischen den Mahlzeiten einlegst. Dadurch kann der Körper effektiver auf Fettreserven zugreifen und den Stoffwechsel regulieren (siehe auch Baustein 11).

Verwende Essig und Gewürze als Booster: Essig und bestimmte Gewürze wie Zimt und Chili können den Appetit zügeln und anregend auf den Stoffwechsel wirken. Sie können in Mahlzeiten oder als Dressing verwendet werden.

Achte auf ausreichend Schlaf: Eine ausreichende Schlafdauer von 7-8 Stunden pro Nacht ist wichtig, um den Stoffwechsel zu regulieren und den Hormonhaushalt im Gleichgewicht zu halten. Schlafmangel kann zu erhöhtem Hungergefühl und einer geringeren Fettverbrennung führen.

Zusätzlich zu den genannten Maßnahmen kann es sinnvoll sein, deine Kalorienzufuhr neu zu berechnen, um sicherzustellen, dass du immer noch ein angemessenes Kaloriendefizit für den Gewichtsverlust aufrechterhältst. Es ist möglich, dass sich Fehler eingeschlichen haben oder dass du deine Kalorienzufuhr zu intuitiv oder falsch eingeschätzt hast.

Es ist auch wichtig zu beachten, dass sich dein Ruhestoffwechsel mit jedem verlorenen Kilo automatisch verändert. Mit einem niedrigeren Körpergewicht benötigt dein Körper weniger Energie, was bedeutet, dass sich auch dein Kalorienbedarf ändert. Dieser Effekt wird in vielen Apps und Rechnern nicht berücksichtigt.

6.4. Die Auswirkung von Salz auf den Gewichtsverlust

In seinem Buch[30] verdeutlicht Michael Greger eine der bemerkenswertesten Veränderungen in unserer modernen Ernährung,

---

[30] Greger, Michael, Julia Augustin, et. al. (2020): How not to Diet. Gesund abnehmen und dauerhaft schlank bleiben dank neuester wissenschaftlich bewiesener Erkenntnisse. Lübbe Life; 1. Aufl. 2020 Edition

die nicht auf Zucker oder Fett, sondern auf den übermäßigen Salzkonsum zurückzuführen ist. Früher beschränkten wir uns auf die natürliche Prise Salz, die in Vollwertkost enthalten ist. Doch heute sind verarbeitete Lebensmittel dafür verantwortlich, dass wir etwa zehnmal mehr Salz zu uns nehmen, als unser Körper eigentlich verkraften kann.

Greger betont eindrücklich, dass es bereits seit mehr als 40 Jahren zahlreiche Studien gibt, die einen klaren Zusammenhang zwischen dem Konsum von Salz und übermäßigem Körperfett aufzeigen[31]. Besonders interessant ist eine Meta-Analyse aus dem Jahr 2017[32], die er untersucht hat. Diese Studie ergab, dass ein höherer Natriumkonsum mit einer deutlich breiteren Taille in Verbindung gebracht wurde. Dies verdeutlicht die Bedeutung, die der Salzkonsum für unseren Körper und unser Gewicht haben kann.

Eine andere Studie[33] zeigte, so Greger, dass bereits ein viertel Teelöffel zusätzliches Salz pro Tag mit einem zusätzlichen Pfund

---

[31] Larsen SC, Ängquist L, Sørensen TI, Heitmann BL. 24h urinary sodium excretion and subsequent change in weight, waist circumference and body composition. PLoS ONE. 2013;8(7):e69689.

[32] Moosavian SP, Haghighatdoost F, Surkan PJ, Azadbakht L. Salt and obesity: a systematic review and meta-analysis of observational studies. Int J Food Sci Nutr. 2017;68(3):265–77.

[33] Elfassy T, Mossavar-Rahmani Y, Van Horn L, et al. Associations of sodium and potassium with obesity measures among diverse US Hispanic/Latino adults: results from the Hispanic Community Health Study/Study of Latinos. Obesity (Silver Spring). 2018;26(2):442–50.

Körperfett einhergehen kann. Kinder mit einem hohen Salzkonsum haben zudem ein doppelt so hohes Risiko, übergewichtig zu sein.

Die Lebensmittelindustrie fügt vielen Produkten aus einem einfachen Grund Salz hinzu: um sie schmackhafter zu machen, sodass wir mehr davon essen. Salzige Lebensmittel können süchtig machen und dazu führen, dass wir nicht nur mehr essen, sondern auch mehr gesüßte Getränke trinken.

Zudem kann der Konsum von Salz zu Wasserretention führen und die Körperzusammensetzung beeinflussen. Menschen, die viel Salz zu sich nehmen, neigen eher dazu, mehr Körperfett und weniger mageres Gewebe zu haben[34].

Ein hoher Salzkonsum wird als sehr ungesund angesehen und ist die Hauptursache für Bluthochdruck[35]. Etwa 75% des täglichen Salzkonsums stammen aus verarbeiteten Lebensmitteln, insbesondere Brot.

---

[34] Zhang Y, Li F, Liu FQ, Chu C, Wang Y, Wang D, Guo TS, Wang JK, Guan GC, Ren KY, Mu JJ. Elevation of Fasting Ghrelin in Healthy Human Subjects Consuming a High-Salt Diet: A Novel Mechanism of Obesity? Nutrients. 2016 May 26;8(6):323. doi: 10.3390/nu8060323. PMID: 27240398; PMCID: PMC4924164.

[35] Roberts WC. High salt intake, its origins, its economic impact, and its effect on blood pressure. Am J Cardiol. 2001 Dec 1;88(11):1338-46. doi: 10.1016/s0002-9149(01)02105-1. PMID: 11728372.

6.5. Strategien für weniger Salz

Die Weltgesundheitsorganisation (WHO) empfiehlt einen täglichen maximalen Salzkonsum von 5 Gramm (ca. 1 Teelöffel)[36]. Leider konsumieren wir im Durchschnitt fast 10x so viel.

Um den Salzkonsum zu reduzieren, sollte man salzarme Varianten bevorzugen, die Nährwertangaben auf Lebensmittelverpackungen überprüfen und weniger auswärts essen. Zudem kann man dem Essen kein zusätzliches Salz hinzufügen und weniger nachsalzen.

Es ist wichtig, den Salzkonsum bewusst zu kontrollieren, um sowohl die Körperzusammensetzung als auch die allgemeine Gesundheit zu verbessern.

Hier sind einige Tipps, wie wir Salz einsparen können:

Lesen von Lebensmittelverpackungen: Achte auf den Natriumgehalt auf Lebensmittelverpackungen. Wähle Produkte mit einem niedrigeren Natriumgehalt oder salzarme Varianten.

Selbst kochen: Bereite deine Mahlzeiten zu Hause zu, damit du die Kontrolle über die Salzmenge hast. Verwende weniger Salz beim Kochen und experimentiere stattdessen mit Kräutern, Gewürzen und Zitrusfrüchten, um den Geschmack zu verbessern.

---

[36] WHO. Salt intake. https://www.who.int/data/gho/indicator-metadata-registry/imr-details/3082 (2023), aufgerufen am 20.7.2023

Reduzierung von Fertigprodukten: Vermeide den übermäßigen Konsum von Fertiggerichten, Snacks und Fast Food, da sie oft hohe Salzmengen enthalten. Bereite stattdessen frische, hausgemachte Mahlzeiten zu.

Salzersatz verwenden: Verwende alternative Gewürze wie Knoblauch, Zwiebeln, Ingwer, Pfeffer, Paprika oder Zitronensaft, um den Geschmack deiner Speisen zu verbessern, ohne zusätzliches Salz hinzuzufügen.

Vorsichtig beim Salzstreuer: Vermeide das großzügige Streuen von Salz über deine Mahlzeiten. Gewöhne dir an, den Salzstreuer sparsamer zu verwenden oder verzichte ganz darauf.

Vermeidung von verarbeiteten Fleischwaren: Verarbeitete Fleischwaren wie Wurst, Schinken und Speck enthalten oft hohe Mengen an Salz. Ersetze sie durch frisches Fleisch oder wähle salzarme Varianten.

Bewusstes Essen außerhalb: Wenn du außerhalb isst, frage nach salzarmen Optionen oder bitte darum, dass dein Essen möglichst ohne zusätzliches Salz zubereitet wird.

Snacks mit Bedacht wählen: Entscheide dich für gesündere Snacks wie frisches Obst, Gemüsesticks oder ungesalzene Nüsse anstelle von salzigen Snacks wie Chips oder Salzgebäck.

6.6. Schneller satt durch Wasser

Überraschenderweise ergab Gregers[37] Analyse einer Studie über den Sättigungsindex verschiedener Lebensmittel, dass wasserhaltige Lebensmittel eine bessere Sättigungswirkung haben als proteinreiche Lebensmittel[38]. Diese Erkenntnis ist tatsächlich neu und unterscheidet sich von vielen anderen Ratgebern und Sportportalen, die oft betonen, dass Proteine den stärksten Sättigungseffekt haben. Es stimmt zwar, dass proteinreiche Lebensmittel kurzfristig ein schnelles Sättigungsgefühl vermitteln können, jedoch hält diese Sättigung nicht so lange an im Vergleich zu wasserhaltigen Lebensmitteln. Das bedeutet, dass die Einnahme von wasserhaltigen Lebensmitteln eine längere Sättigung bewirken kann, was für unsere Ernährungspläne von großem Vorteil sein kann.

Die hohe Sättigungswirkung wasserhaltiger Lebensmittel kann auf mehrere Faktoren zurückzuführen sein.

Erstens haben wasserhaltige Lebensmittel wie Obst, Gemüse und Suppen in der Regel ein höheres Volumen pro Kalorie im Vergleich zu proteinreichen Lebensmitteln. Dadurch kann man größere Portionen dieser Lebensmittel essen, ohne dabei viele Kalorien aufzunehmen. Das

---

[37] Greger, Michael, Julia Augustin, et. al. (2020): How not to Diet. Gesund abnehmen und dauerhaft schlank bleiben dank neuester wissenschaftlich bewiesener Erkenntnisse. Lübbe Life; 1. Aufl. 2020 Edition

[38] Holt SH, Miller JC, Petocz P, Farmakalidis E. A satiety index of common foods. Eur J Clin Nutr. 1995 Sep;49(9):675-90. PMID: 7498104.

Volumen der Nahrung dehnt den Magen aus und signalisiert dem Gehirn, dass man satt ist.

Des Weiteren weisen wasserhaltige Lebensmittel oft auch einen hohen Ballaststoffgehalt auf. Ballaststoffe sind nicht nur förderlich für eine gesunde Verdauung und eine langsamere Essgeschwindigkeit, sondern sie können auch das Sättigungsgefühl verlängern. Im Magen nehmen Ballaststoffe Wasser auf und quellen, wodurch sie zu einer gesteigerten Sättigung beitragen können. Dadurch fühlen wir uns länger zufrieden und können Heißhungerattacken besser vermeiden.

Zudem haben wasserhaltige Lebensmittel generell eine niedrigere Energiedichte, d.h. sie enthalten weniger Kalorien pro Gramm. Dadurch benötigen sie mehr Zeit und Energie, um verdaut zu werden, was zu einer längeren Sättigung beitragen kann. Im Vergleich dazu werden proteinreiche Lebensmittel schneller verdaut und das Sättigungsgefühl kann möglicherweise nicht so lange anhalten.

Es ist daher ratsam, eine Kombination aus wasserhaltigen Lebensmitteln und proteinreichen Lebensmitteln in die Ernährung einzubeziehen, um eine ausgewogene Sättigung und lang anhaltende Energie zu erreichen.

Durst statt Hunger?

Hunger und Durst werden oft miteinander verwechselt, da sie ähnliche Symptome wie Unbehagen im Magen verursachen. Es kann schwierig sein, zwischen den beiden zu unterscheiden, da sie ähnliche Signale im Körper auslösen.

Eine clevere Strategie ist es, sich angewöhnen, bei Hunger immer zuerst etwas zu trinken, bevor man etwas isst. Oftmals kann der Körper mit einem Gefühl von Hunger tatsächlich Durst signalisieren.

Um den Durst zu löschen und zu prüfen, ob es sich tatsächlich um Hunger handelt, können verschiedene Getränke helfen. Zwei große Gläser Wasser zu trinken ist eine einfache und effektive Methode, um den Durst zu stillen. Zusätzlich können grüner Tee, schwarzer Kaffee mit etwas Pflanzenmilch, schwarzer Tee, Kräutertee, heißes Wasser, Ingwerwasser oder heiße Zitrone dabei helfen, den Durst zu löschen.

Es ist wichtig, darauf zu achten, keinen Zucker oder Süßstoffe zu den Getränken hinzuzufügen, da dies wiederum Hungergefühle auslösen kann.

6.7. Auswahl geeigneter Getränke und wasserhaltige Lebensmittel, die den Gewichtsverlust unterstützen

Ausreichend Wasser oder Tee zu trinken kann das Sättigungsgefühl erhöhen und dazu beitragen, insgesamt weniger Kalorien aufzunehmen. Oftmals wird Durst fälschlicherweise als Hunger interpretiert, und durch regelmäßiges Trinken können wir diese Verwechslung vermeiden. Wasser enthält keine Kalorien und ist somit eine gute Alternative zu zuckerhaltigen Getränken, die oft viele leere Kalorien enthalten.

Um das Wasser attraktiver zu machen, lässt sich Geschmack hinzufügen. Frische Früchte oder Kräuter wie Zitronen, Beeren, Minze oder Gurkenscheiben verleihen dem Wasser einen angenehmen Geschmack und können dazu beitragen, mehr zu trinken. Geschmackvolles Wasser hat den zusätzlichen Vorteil, das Verlangen nach zuckerhaltigen Getränken zu reduzieren.

Trage stets eine wiederverwendbare Wasserflasche bei dir und fülle sie regelmäßig auf, um sicherzustellen, dass du immer Wasser griffbereit hast und dich daran erinnerst, regelmäßig zu trinken.

Hier sind einige Lebensmittel mit hohem Wassergehalt:

1. Gurken: Gurken bestehen zu etwa 96% aus Wasser und sind daher eine hervorragende Wahl, um den Flüssigkeitshaushalt zu unterstützen.

2. Wassermelonen: Wassermelonen bestehen zu rund 92% aus Wasser und sind zudem reich an Elektrolyten und Antioxidantien.

3. Zitrusfrüchte: Orangen, Grapefruits und Zitronen haben einen hohen Wassergehalt von etwa 85% bis 90% und liefern gleichzeitig wichtige Vitamine und Ballaststoffe.

4. Tomaten: Tomaten enthalten etwa 94% Wasser und sind zudem reich an Antioxidantien wie Lycopin.

5. Sellerie: Sellerie besteht zu etwa 95% aus Wasser und enthält auch Ballaststoffe sowie verschiedene Vitamine und Mineralstoffe.

6. Spinat: Spinat hat einen hohen Wassergehalt von rund 92% und ist gleichzeitig reich an Eisen, Vitamin C und Ballaststoffen.

7. Erdbeeren: Erdbeeren bestehen zu etwa 92% aus Wasser und sind zudem reich an Antioxidantien und Vitamin C.

6.7. Zusammenfassung Woche 6

In der sechsten Woche haben wir die Bedeutung von Wasser und den Einfluss von Salz auf den Gewichtsverlust genauer betrachtet. Wasser spielt eine entscheidende Rolle, besonders wenn wir unsere Kalorienzufuhr einschränken, da es den Körper hydratisiert und das Sättigungsgefühl steigert. Ausreichend Wasser zu trinken ist daher wichtig, um Hunger und Durst voneinander zu unterscheiden.

Wir haben auch besprochen, warum eine salzreiche Ernährung den Gewichtsverlust beeinträchtigen kann und mit Gesundheitsrisiken wie Bluthochdruck verbunden ist. Daher ist es wichtig, Strategien zur Reduzierung des Salzkonsums zu entwickeln.

Außerdem haben wir die Bedeutung der Auswahl der richtigen Getränke und wasserreichen Lebensmittel für den Gewichtsverlust betont. Wasser, ungesüßte Tees und wasserhaltige Lebensmittel wie

Gurken, Wassermelonen und Zitrusfrüchte sind großartige Optionen, um die Flüssigkeitszufuhr zu erhöhen und das Sättigungsgefühl zu unterstützen.

"Das Wasser, das du trinkst, wurde einmal zum Regen. Es hat die Ozeane durchquert und wurde von der Sonne erhitzt. Es wurde von den Pflanzen aufgenommen und in deinen Körper gebracht. Denke daran, dass Wasser die Quelle des Lebens ist und trinke es mit Bedacht." - **Hippokrates**

6.8. Checkliste zum Abhaken

Kannst du die folgenden Aussagen mit JA bestätigen? Genial, dann hast Du die 6. Woche und damit die Hälfte des Programms erreicht. Wenn du dir noch nicht sicher bist, schau dir den Teil im vorherigen Kapitel am besten noch einmal an.

- Ich habe die Bedeutung und die Rolle von Wasser während einer Kalorienrestriktion verstanden und mir angewöhnt, täglich ausreichend Wasser über den Tag verteilt zu trinken
- Verstanden, warum ein hoher Salzkonsum die Diät erschweren kann
- Salzreiche Lebensmittel identifiziert und reduziert
- Wasserreiche Lebensmittel wie Gurken, Wassermelonen, Tomaten und Salat in die Ernährung integriert
- Verständnis, welche Rolle Wassereinlagerungen spielen können und wie ich ein mögliches Gewichts-Plateau überwinden kann

- Mein aktuelles Gewicht und die drei Messpunkte (Bauch, Bauchnabel und Taille) notiert, um meinen Gewichtsverlust zu dokumentieren
- Mein Kaloriendefizit eingehalten

6.9. Hilfreiche Praxis-Tipps für die sechste Woche

Tipp1: Vor jeder Mahlzeit 2 Glas Wasser trinken

Vor jeder Mahlzeit 1-2 Gläser Wasser zu trinken kann das Sättigungsgefühl erhöhen, den Magen füllen und dazu führen, dass man bei der nachfolgenden Mahlzeit insgesamt weniger isst.

Tipp2: Reduzierung von Salz in der Ernährung

Eine Möglichkeit, Wassereinlagerungen während einer Diät zu reduzieren, besteht darin, den Salzkonsum zu kontrollieren. Durch die Reduzierung von salzigen Lebensmitteln wie verarbeiteten Snacks, Fertiggerichten und Fast Food lassen sich Wassereinlagerungen minimieren und den Gewichtsverlust unterstützen. Stattdessen sollte man frische, unverarbeitete Lebensmittel bevorzugen und beim Kochen auf zusätzliches Salz verzichten oder es sehr sparsam verwenden.

Erfahrungsbericht: Mein 12-Wochen-Programm

In den ersten drei Wochen meines Abnehm-Programms war ich sehr motiviert und konnte bereits stolze 5 Kilo auf der Waage verzeichnen. Das hat mich natürlich sehr glücklich gemacht. Doch dann kam in der vierten Woche der große Frust, denn das Gewicht stagnierte plötzlich. In Woche 5 und 6 wurde es sogar noch schlimmer - mein Gewicht stieg wieder an. Ich war total niedergeschlagen und frustriert. Hätte ich nicht meine Partnerin in der Challenge gehabt - ich hätte wohl alles hingeworfen. An einem Tag konnte ich mich nicht mehr zusammenreißen und habe Pizza und Chips gegessen. Danach fühlte ich mich schrecklich.

Doch nach unserem wöchentlichen Treffen über Zoom habe ich endlich verstanden, was da passiert ist. Wahrscheinlich hatte ich zu Beginn vor allem Wasser verloren, wodurch der wirkliche Gewichtsverlust auf der Waage nicht sichtbar war. Aber als ich den Umfang meines Bauches verglichen habe, habe ich bemerkt, dass dieser deutlich reduziert war. Also habe ich trotz des Gewichtsplateaus am Bauch weiterhin abgenommen - das hat mich beruhigt. Ein paar Tage später habe ich mich erneut gewogen, nachdem ich wieder auf Kurs war, und siehe da, ich hatte wieder 1 Kilo weniger auf der Waage! Das hat mir einen erneuten Motivationsschub gegeben und es machte wieder Spaß.

Ich habe verstanden, dass ein Plateau während einer Diät ganz normal ist, und wenn man es durchsteht, hat man wirklich wahre

Erfolge erzielt. Es ist ein Weg, Schritt für Schritt. Ich lerne, mich zu verhalten wie die Person, die das Gewicht erreicht hat, das ich mir wünsche. Ich frage mich immer: Was würde diese Person in meiner Situation tun? Das hilft mir, meine Ziele weiterhin zu verfolgen und motiviert zu bleiben.

7.

BAUSTEIN 7: SATT OHNE VERZICHT. DIE BEDEUTUNG VON BALLASTSTOFFEN UND PFLANZLICHEN LEBENSMITTELN

7.1. Ziele der siebten Woche

"Der Geist kann Berge versetzen, aber der Körper braucht die richtige Nahrung." - Dr. Ronny Ziegler

Am Ende dieser Woche wirst du folgende Punkte umgesetzt und verstanden haben:

- Verständnis für den glykämischen Index: Wie verschiedene Lebensmittel den Blutzuckerspiegel beeinflussen und wie du durch die Auswahl von ballaststoffreichen Kohlenhydraten eine stabile Energieversorgung und effektive Fettverbrennung unterstützen kannst.
- Verständnis für die herausragende Kraft der Ballaststoffe für eine erfolgreiche Gewichtsabnahme

- Analyse der eigenen täglichen Ballaststoffaufnahme und die tägliche Ballaststoffzufuhr auf 40g-60g pro Tag erhöhen
- Strategie, wie wir uns in einer ungesunden Welt mit unzähligen Verlockungen trotzdem für einen gesunden Körper entscheiden können.

7.2. To dos Woche 7

- Die Bedeutung des glykämischen Index verstehen
- Analyse der aktuellen Ballaststoffmenge
- Ballaststoffe für eine erfolgreiche Gewichtsabnahme auf 40-60g pro Tag erhöhen
- Verständnis für die Herausforderung der modernen Ernährungswelt erlangen

7.3. Glykämischer Index: Die Schlüsselrolle ballaststoffreicher Kohlenhydrate für Energie und Fettverbrennung

In der modernen Welt haben wir uns von einer Ernährung mit vielen natürlichen Kohlenhydraten und Ballaststoffen zu einer Ernährung mit großen Mengen verarbeiteter, zuckerreicher Kohlenhydrate entwickelt. Diese Veränderung hat weitreichende Auswirkungen auf unseren Körper.

Es ist wichtig zu verstehen, wie Kohlenhydrate verdaut werden, da dies einen direkten Einfluss auf unseren Appetit, Stoffwechsel und Fettverbrennung hat. Ein Schlüsselelement hierbei ist der glykämische Index[39]. Dieser Index misst, wie schnell ein bestimmtes Lebensmittel den Blutzuckerspiegel erhöht. Lebensmittel mit einem hohen glykämischen Index lassen den Blutzuckerspiegel schnell ansteigen, während solche mit einem niedrigen Index den Blutzuckerspiegel langsamer ansteigen lassen.

In einfachen Worten kann ein hoher Blutzuckerspiegel zu einem schnellen Energieanstieg und einem plötzlichen Abfall führen. Das kann zu Heißhungerattacken und einer instabilen Energieversorgung führen. Im Gegensatz dazu liefert eine Ernährung mit Lebensmitteln, die einen niedrigen glykämischen Index aufweisen, eine langanhaltende und stabile Energieversorgung.

Die Wahl von Lebensmitteln mit einem niedrigen glykämischen Index ist daher besonders wichtig, um den Blutzuckerspiegel stabil zu halten.

Lebensmittel mit niedrigem glykämischen Index

- sättigen schneller
- sättigen länger

---

[39] Akademie für Sport & Gesundheit. Glykämischer Index: Was ist das?Lebensmittel & Tabelle (2023). https://www.akademie-sport-gesundheit.de/magazin/glykaemischer-index.html#koennenlebensmittelmitniedrigemglykaemischenindexbeimabnehmenhelfen, aufgerufen am 20.7.2023.

- sorgen für einen stabilen Blutzucker
- unterstützen den Abbau von Körperfett

Balance finden: 10 Tipps für einen stabilen Blutzuckerspiegel beim Verzehr von Kohlenhydraten

1. Füge jeder Mahlzeit Salat und grünes Gemüse hinzu
2. Stelle sicher, dass jede Mahlzeit Ballaststoffe enthält, sei es durch Vollkorngetreide, Gemüse, Obst oder Hülsenfrüchte.
3. Begrenze Süßes auf den Nachtisch
4. Nimm die letzte Mahlzeit vor 19h zu Dir und reduziere die Kohlenhydrataufnahme, insbesondere am Abend.
5. Trinke grünen Tee, der den Blutzucker stabil halten kann.
6. Nimm zu jeder Mahlzeit 1-2 Teelöffel verdünnten Essig zu dir. Essig enthält Essigsäure, die dazu beitragen kann, den Anstieg des Blutzuckerspiegels nach einer Mahlzeit zu reduzieren.
7. Bewege dich nach dem Essen oder treibe Sport, um den Blutzucker zu regulieren.
8. Mache täglich einen Spaziergang, um die Insulinsensitivität zu verbessern.
9. Verzichte auf Alkohol, der den Blutzucker beeinflussen kann.
10. Meide zuckerhaltige Getränke, Junk-Food, Süßigkeiten und Eis, um den Blutzuckerspiegel stabil zu halten.

7.4. Ballaststoffe für eine erfolgreiche Gewichtsabnahme: Die Kraft der unverdaulichen Nährstoffe und ihre gesundheitlichen Vorteile

Eine der effektivsten Tipps für eine erfolgreiche Gewichtsabnahme ist die Erhöhung des Ballaststoffanteils in der täglichen Ernährung. Ballaststoffe sind unverdauliche Bestandteile von Lebensmitteln, die eine Vielzahl gesundheitlicher Vorteile bieten.

Ballaststoffe haben einen positiven Einfluss auf unsere Verdauungstätigkeit, da sie im Darm aufquellen und die Verdauungsmasse vergrößern. Eine regelmäßige Verdauung ist von großer Bedeutung für unsere Gesundheit.

Michael Greger[40] verdeutlicht eindrucksvoll, dass unsere Darmflora eine entscheidende Rolle für unsere Gesundheit spielt, obwohl sie oft in Vergessenheit gerät[41]. Obwohl wir Ballaststoffe selbst nicht verdauen können, blühen unsere Darmbakterien förmlich auf, wenn sie Ballaststoffe erhalten. Die Darmflora besteht aus "freundlichen" Bakterien, die eine Vielzahl von wichtigen Aufgaben erfüllen und für unsere Gesundheit unentbehrlich sind.

---

[40] Greger, Michael, Julia Augustin, et. al. (2020): How not to Diet. Gesund abnehmen und dauerhaft schlank bleiben dank neuester wissenschaftlich bewiesener Erkenntnisse. Lübbe Life; 1. Aufl. 2020 Edition
[41] O'Hara AM, Shanahan F. The gut flora as a forgotten organ. EMBO Rep. 2006 Jul;7(7):688-93. doi: 10.1038/sj.embor.7400731. PMID: 16819463; PMCID: PMC1500832.

Der Verzehr ballaststoffreicher Lebensmittel wirkt sich auch auf unseren Appetit und die Stoffwechselregulation aus. Ballaststoffe liefern Masse ohne viele Kalorien, was zu einer größeren Magenfülle und einer schnelleren Sättigung führt. Durch das gründliche Kauen und die erhöhte Produktion von Speichel- und Verdauungssäften wird die Geschwindigkeit der Nahrungsaufnahme verlangsamt. Das trägt dazu bei, dass wir uns schneller satt fühlen. Zudem bleibt der Magen länger gefüllt, wodurch die Sättigung länger anhält.

Ballaststoffe haben zudem auch die Fähigkeit, Nährstoffe wie Stärke, Fett und Zucker "einzufangen" und deren Aufnahme durch den Körper zu verlangsamen oder zu reduzieren. Das bedeutet, dass bei einer ballaststoffreichen Ernährung einige Kalorien einfach unverdaut ausgeschieden werden. Studien[42] zeigen, dass mehr Kalorien in der Toilette landen, wenn man ballaststoffreiches Vollkornbrot anstelle von Weißbrot bevorzugt.

Daher ist es möglich, trotz einer ähnlichen Kalorienaufnahme mehr Gewicht zu verlieren, wenn man ballaststoffreiche Lebensmittel in die Ernährung integriert. Die Ballaststoffe "fangen" einige der konsumierten Kalorien ein und verhindern deren Aufnahme durch den Körper.

---

[42] Macrae TF, Hutchinson JC, Irwin JO, Bacon JS, McDougall EI. Comparative digestibility of wholemeal and white breads and the effect of the degree of fineness of grinding on the former. J Hyg (Lond). 1942 Jul;42(4):423-35. doi: 10.1017/s0022172400035634. PMID: 20475644; PMCID: PMC2199831.

Mit einer Kalorienzähl-App oder einem anderen Nährwert-Rechner kannst du die Menge an Ballaststoffen in deiner täglichen Ernährung analysieren, um sicherzustellen, dass du das Ziel von 40-60g Ballaststoffen pro Tag erreichst.

Um deine Ballaststoffzufuhr auf 40-60g pro Tag zu erhöhen, kannst du einfache Praxistipps befolgen

Wähle ballaststoffreiche Lebensmittel: Entscheide dich für Vollkornprodukte wie Vollkornbrot, -nudeln und -reis, Haferflocken, Quinoa und Buchweizen. Füge deiner Ernährung auch ballaststoffreiches Gemüse wie Brokkoli, Spinat, Karotten, Tomaten und Paprika hinzu.

Steigere deinen Obstkonsum: Früchte wie Äpfel, Birnen, Beeren, Orangen und Bananen enthalten ebenfalls viele Ballaststoffe. Füge sie als gesunde Snacks oder zu deinen Mahlzeiten hinzu.

Verwende Hülsenfrüchte: Bohnen, Linsen, Kichererbsen und Erbsen sind hervorragende Quellen für Ballaststoffe. Füge sie zu Suppen, Salaten, Dips oder als Beilage zu deinen Gerichten und Bowls hinzu.

Genieße Nüsse und Samen (in kleinen Mengen): Mandeln, Walnüsse, Chiasamen und Leinsamen sind reich an Ballaststoffen. Füge sie deinem Müsli, Joghurt oder Salaten hinzu, um den Ballaststoffgehalt zu erhöhen.

Erhöhe den Verzehr von Gemüse: Füge zu jeder Mahlzeit eine Portion Gemüse hinzu, sei es als Beilage, Salat oder als Hauptzutat in Gerichten.

Beachte die Zubereitungsmethoden: Um den Ballaststoffgehalt in Lebensmitteln zu erhalten, wähle schonende Zubereitungsarten wie Dämpfen, Grillen oder Backen anstelle von Frittieren oder Überkochen.

Eine Vielzahl von Greger's[43] analysierten Studien hat gezeigt, dass der Ersatz von raffinierten Getreideprodukten durch ballaststoffreiche Vollkornprodukte positive Auswirkungen auf die Körperzusammensetzung hat, insbesondere auf den Abbau von Bauchfett[44].

Teilnehmer der Studie[45], die ihre Ernährung umstellten und Vollkornprodukte wie Vollkornreis, Vollkornbrot oder Haferflocken einbezogen, konnten eine positive Veränderung ihrer

---

[43] Greger, Michael, Julia Augustin, et. al. (2020): How not to Diet. Gesund abnehmen und dauerhaft schlank bleiben dank neuester wissenschaftlich bewiesener Erkenntnisse. Lübbe Life; 1. Aufl. 2020 Edition

[44] Kikuchi Y, Nozaki S, Makita M, Yokozuka S, Fukudome SI, Yanagisawa T, Aoe S. Effects of Whole Grain Wheat Bread on Visceral Fat Obesity in Japanese Subjects: A Randomized Double-Blind Study. Plant Foods Hum Nutr. 2018 Sep;73(3):161-165. doi: 10.1007/s11130-018-0666-1. PMID: 29671172.

[45] Kikuchi Y, Nozaki S, Makita M, Yokozuka S, Fukudome SI, Yanagisawa T, Aoe S. Effects of Whole Grain Wheat Bread on Visceral Fat Obesity in Japanese Subjects: A Randomized Double-Blind Study. Plant Foods Hum Nutr. 2018 Sep;73(3):161-165. doi: 10.1007/s11130-018-0666-1. PMID: 29671172.

Körperzusammensetzung feststellen. Das lässt sich auf verschiedene Faktoren zurückführen.

Vollkornprodukte zeichnen sich durch ihren hohen Ballaststoffgehalt aus, der im Darm fermentiert und dabei Abwärme-Energie erzeugt. Das führt zu einem erhöhten Grundumsatz, was bedeutet, dass der Körper im Ruhezustand mehr Kalorien verbrennt.

Darüber hinaus hat der Körper eine geringere Fähigkeit, Energie aus ballaststoffreichen Lebensmitteln zu gewinnen, wodurch mehr Kalorien unverdaut ausgeschieden werden. Das trägt ebenfalls dazu bei, dass weniger Kalorien aufgenommen und somit die Körperzusammensetzung verbessert wird. Durch die Integration von Vollkornprodukten in die Ernährung kann man also von diesen positiven Effekten profitieren.

Das Fazit ist klar: Durch die Präferenz von Vollkornprodukten in der Ernährung kann der Abbau von Bauch- und Körperfett gefördert werden. Der Verzicht auf raffinierte Getreideprodukte entfernt zudem eine der "schlimmsten" Kalorienfallen aus unserer Ernährung.

"Die Ernährung ist die Grundlage für unsere Gesundheit und Leistungsfähigkeit. Eine bewusste Auswahl von ballaststoffreichen Lebensmitteln kann einen großen Unterschied machen und zu einem stabilen Blutzuckerspiegel sowie einer langanhaltenden Energieversorgung beitragen." - Dr. Michael Greger

Täglich Suppe erleichtert das Abnehmen

Studien haben gezeigt, dass das Essen einer Suppe, die aus Gemüse und Hülsenfrüchten besteht, im Vergleich zu einer Mahlzeit, bei der diese Zutaten separat gegessen werden, zu einer schnelleren und längeren Sättigung führen kann. Der Grund dafür liegt in einigen Faktoren.

Erstens ist eine Suppe eine flüssige Form der Nahrung, was bedeutet, dass sie bereits teilweise zerkleinert und mit Wasser oder Brühe gemischt ist. Das erleichtert die Verdauung und ermöglicht es dem Körper, die Nährstoffe schneller aufzunehmen.

Zweitens enthält eine Suppe in der Regel mehr Flüssigkeit als eine separate Mahlzeit mit denselben Zutaten. Die zusätzliche Flüssigkeit füllt den Magen und trägt dazu bei, dass wir uns schneller satt fühlen.

Drittens wird eine Suppe normalerweise heiß serviert. Die Hitze erhöht die Sättigungswirkung, da sie die Freisetzung von Hormonen wie Leptin fördert, die das Sättigungsgefühl signalisieren.

Darüber hinaus spielt die Geschwindigkeit, mit der wir eine Mahlzeit essen, eine große Rolle beim Sättigungsgefühl. Da eine Suppe normalerweise langsam und in kleinen Schlucken gegessen wird, hat unser Gehirn mehr Zeit, das Sättigungssignal zu registrieren. Im Gegensatz dazu kann das schnelle Essen von separat gekochtem Gemüse und Linsen dazu führen, dass wir mehr oder zu viel essen, bevor wir uns wirklich satt fühlen.

7.5. Herausforderung im Ernährungsdschungel: Wie wir uns in einer ungesunden Welt für einen gesunden Körper entscheiden können

Es ist eine echte Herausforderung, in der modernen Ernährungsumgebung einen gesunden Körper und das gewünschte Körpergewicht zu bewahren.

Die Hauptursache für die heutige Übergewichtspandemie liegt laut Expertenmeinung[46] in künstlichen und verarbeiteten Lebensmitteln, die von der Lebensmittelindustrie produziert werden. Unser Körper reagiert aufgrund seiner genetischen Veranlagung und lagert überschüssige Kalorien als Reserve ein. Dabei handelt es sich um eine natürliche Überlebensstrategie, die uns in Zeiten von Hungersnöten geholfen hat. Unsere Gene spielen eine Rolle, aber die Auswirkungen unserer täglichen Ernährung sind sehr viel bedeutender.

Übergewicht kann in Familien vorkommen, aber ebenso werden ungesunde Ernährungsgewohnheiten von Generation zu Generation weitergegeben. Es ist wichtig zu verstehen, dass Übergewicht eine normale Reaktion des Körpers auf eine unnatürliche Ernährungsumgebung ist. In einer Welt des Nahrungsmittelüberflusses macht unser Körper genau das, wofür er

---

[46] Greger, Michael, Julia Augustin, et. al. (2020): How not to Diet. Gesund abnehmen und dauerhaft schlank bleiben dank neuester wissenschaftlich bewiesener Erkenntnisse. Lübbe Life; 1. Aufl. 2020 Edition

bestimmt ist - er speichert Kalorien, um uns in Zeiten des Mangels zu schützen.

Unsere angeborene Präferenz für süße, stärkehaltige und fettige Lebensmittel ist natürlich, da diese Nahrungsmittel eine hohe Konzentration an Kalorien aufweisen. Das war aus Sicht unserer Vorfahren logisch, da das Sammeln und Jagen viel Energie erforderte. Es war effizienter, kalorienreiche Nahrungsmittel zu konsumieren, anstatt stundenlang Salatblätter zu sammeln und zu kauen.

Die Lebensmittelindustrie nutzt diese angeborene biologische Anfälligkeit aus, indem sie natürliche Nahrungsmittel in stark kalorienhaltige Produkte umwandelt. Dabei werden die Ballaststoffe entfernt, da sie keine Kalorien enthalten. Bei der Verarbeitung von Lebensmitteln wie braunem Vollkornreis zu weißem Reis oder Vollkornmehl zu Weißmehl gehen große Mengen an Ballaststoffen verloren. Die Kalorien werden auf ähnliche Weise verdichtet, wie Pflanzen zu süchtig machenden Drogen verarbeitet werden. Durch Konzentration, Kristallisation, Destillation und Extraktion wird der Kaloriengehalt in den Lebensmitteln erhöht und ihr süchtig machendes Potenzial verstärkt[47].

---

[47] Greger, Michael, Julia Augustin, et. al. (2020): How not to Diet. Gesund abnehmen und dauerhaft schlank bleiben dank neuester wissenschaftlich bewiesener Erkenntnisse. Lübbe Life; 1. Aufl. 2020 Edition

Es ist wichtig, sich bewusst zu machen, wie die Lebensmittelindustrie unsere biologischen Präferenzen ausnutzt und natürliche Nahrungsmittel in kalorienreiche Produkte verwandelt.

"Der Körper ist der beste Arzt. Nutze ihn richtig, gib ihm die richtigen Nährstoffe, ausreichend Bewegung und er wird sich selbst heilen." - Dr. Joel Fuhrman

7.6. Zusammenfassung Woche 7

In der 7. Woche ging es darum, die Bedeutung des glykämischen Indexes für eine stabile Energieversorgung und effektive Fettverbrennung durch ballaststoffreiche Kohlenhydrate zu verstehen. Es wurde darauf hingewiesen, wie die Wahl von Lebensmitteln mit einem niedrigen glykämischen Index den Blutzuckerspiegel stabil halten und eine langanhaltende Energieversorgung gewährleisten kann.

Ein Schwerpunkt lag auch auf der Erhöhung der Ballaststoffe für eine erfolgreiche Gewichtsabnahme und die damit verbundenen gesundheitlichen Vorteile. Ballaststoffe wurden als unverdauliche Nährstoffe hervorgehoben, die die Verdauung, die Darmflora und den Appetit positiv beeinflussen können.

Das Wochenziel der siebten Woche war die eigene Analyse der Menge an Ballaststoffen in der täglichen Ernährung, und es wurde angestrebt, die Ballaststoffaufnahme auf 30-60g pro Tag zu erhöhen.

Des Weiteren wurde auf die Herausforderungen in der heutigen ungesunden Ernährungsumgebung eingegangen. Die Rolle der Lebensmittelindustrie und die Auswirkungen von verarbeiteten Lebensmitteln wurden hervorgehoben, während die Bedeutung einer bewussten Auswahl ballaststoffreicher, natürlicher Lebensmittel betont wurde.

Erfahrungsbericht einer Teilnehmerin der Partner-Challenge

Ich bin unglaublich dankbar für meine Partnerin, denn ohne sie hätte ich niemals so diszipliniert bleiben können. Durch unsere gemeinsame Teilnahme am Programm haben wir neue Gewohnheiten entwickelt und erkannt, dass die richtige mentale Einstellung entscheidend ist. Sobald der Kopf bereit ist für die Challenge, fällt es viel leichter.

Eine tolle Entdeckung war, dass ich bekannte Rezepte aus meiner Heimat wiederentdeckt habe. Ich koche nun viel mehr mit Linsen, Bohnen, Kichererbsen und Co und erinnere mich daran, wie lecker diese Gerichte sind. Zusätzlich habe ich vermehrt mediterrane Küche mit frischem Obst, Mandeln und Nüssen in meinen Speiseplan integriert. Ich verzichte nun viel stärker auf Brot, Kuchen und Zucker und es gelingt mir immer besser.

Ich muss zugeben, dass ich das Kochen oft als stressig empfinde. Doch mittlerweile haben wir einen Lieferservice gefunden, der die passenden Zutaten liefert und wir wechseln ab zwischen dem Kochen und dem Bestellen. Zusätzlich plane ich viel mehr im Voraus und habe erkannt, wie wichtig es ist, einen Wochenplan für die Mahlzeiten zu haben und diese vorzubereiten. Das spart nicht nur Zeit, sondern lohnt sich auch sehr, um gesunde Entscheidungen zu treffen und Versuchungen zu widerstehen.

Alles in allem bin ich sehr stolz auf meine Fortschritte und fühle mich großartig. Ich merke, wie sich mein Körper und mein Geist verändern und wie viel Energie ich habe. Ich bin fest entschlossen, meinen Weg weiterzugehen und meine Ziele zu erreichen.

7.7. Checkliste zum Abhaken

Kannst du die folgenden Aussagen mit JA bestätigen? Unglaublich, Du hast auch die 7. Woche erfolgreich abgeschlossen. Wenn du dir noch nicht sicher bist, schau dir den Teil im vorherigen Kapitel am besten noch einmal an.

- Die Bedeutung des glykämischen Index verstanden
- Die aktuelle Menge an Ballaststoffen überprüft
- Die Ballaststoffaufnahme auf 40-60g/Tag erhöht
- Verständnis für die Herausforderungen der modernen Ernährungsumgebung erlangt
- Vermehrt natürliche, ballaststoffreiche Lebensmittel eingekauft und den Konsum von verarbeiteten Lebensmitteln reduziert

7.8. Hilfreiche Praxis-Tipps für die siebte Woche

Tipp 1: Alltags-Lösung "Bowl"

Eine sogenannte "Bowl" ist eine einfache, zeitsparende und praktische Lösung für gesundes Essen im Alltag.

Der Ausdruck Bowl (auch Schüssel oder Schale genannt) bezieht sich in der Ernährung auf eine Mahlzeit, die in einer einzigen Schüssel serviert wird. Sie besteht typischerweise aus einer Kombination verschiedener Zutaten wie Gemüse, Proteinen, Hülsenfrüchten, Getreide, Saucen oder Dressings, erfordert keine komplizierten Kochtechniken und ermöglicht es dir, individuelle Vorlieben und Ernährungsbedürfnisse zu berücksichtigen.

Durch die Kombination verschiedener gesunder Zutaten wie Gemüse, Hülsenfrüchte, Proteine und Fette erhältst du eine ausgewogene Mahlzeit mit vielseitigen Nährstoffen. Die Portionsgröße kann leicht kontrolliert werden, um Überessen zu vermeiden und ein gesundes Sättigungsgefühl zu erreichen. Zusätzlich ist eine Bowl auch ideal zum Mitnehmen, sodass du unterwegs eine gesunde Mahlzeit genießen kannst, ohne auf ungesunde Optionen zurückgreifen zu müssen.

Hier ist ein einfaches Rezept für eine schnelle Gemüse-Salat-Bowl
mit Kichererbsen:

Zutaten:

- 1 Tasse Kichererbsen (aus der Dose, abgespült und
  abgetropft)
- Gemischtes Gemüse nach Wahl (z.B. Gurken, Tomaten,
  Paprika, Karotten)
- Grünes Blattgemüse (z.B. Spinat, Rucola, Feldsalat)
- Frische Kräuter nach Geschmack (z.B. Koriander, Petersilie,
  Minze)
- Zitronensaft oder Essig für das Dressing, ggf. zusätzlich Senf,
  Honig oder Sojasauce
- Salz und Pfeffer zum Abschmecken

Anleitung:

1. Das Gemüse waschen und je nach Vorlieben in kleine Stücke
   oder Scheiben schneiden.
2. Das grüne Blattgemüse ebenfalls waschen und trocken
   tupfen.
3. Die Kichererbsen in eine Schüssel geben und mit den
   vorbereiteten Gemüsesorten und dem grünen Blattgemüse
   vermischen.

4. Für das Dressing den Zitronensaft oder Essig, Salz und Pfeffer in einer kleinen Schüssel vermengen und bei Bedarf mit Honig würzen.

5. Das Dressing über die Gemüse-Salat-Bowl gießen und alles gut vermischen.

6. Nach Belieben frische Kräuter hinzufügen und nochmals leicht vermengen.

7. Die Bowl servieren und nach Wunsch mit weiteren Zutaten wie Avocado, Nüssen, Samen oder Feta-Käse garnieren.

Variationsmöglichkeiten:

- Du kannst verschiedene Gemüsesorten (sehr zeitsparend ist auch TK-Gemüse oder TK-Erbsen) verwenden, je nachdem was gerade im Kühlschrank ist oder dir am besten schmeckt.

- Anstelle von Kichererbsen kannst du auch andere Hülsenfrüchte aus dem Glas wie braune oder rote Linsen, schwarze Bohnen oder Kidneybohnen verwenden.

- Für zusätzliche Proteine könntest du etwas Fisch, gegrillten Tofu, Tempeh oder ein gekochtes Ei hinzufügen.

- Experimentiere mit verschiedenen Dressings, indem du zum Beispiel Senf, Honig oder Joghurt hinzufügst.

Diese Bowl ist sehr flexibel und du kannst sie nach deinem persönlichen Geschmack und den Zutaten, die du zur Hand hast, anpassen. Sie ist schnell zubereitet und eignet sich perfekt für ein einfaches und gesundes Mittag- oder Abendessen im Alltag.

Tipp2: Hülsenfrüchte in Dips verstecken

Linsen, Bohnen und Kichererbsen können im Alltag ohne viel Aufwand zu Dips püriert werden. Man kann sie selbst pürieren oder fertig pürierte Optionen kaufen. Diese Möglichkeit bietet einige Vorteile: Sie spart Zeit, ist vielseitig, praktisch zum Mitnehmen, nährstoffreich und kann Kosten sparen. Das Pürieren der Hülsenfrüchte (vorgekocht aus dem Glas) dauert nur wenige Minuten und erfordert wenig Aufwand. Man kann sie im Voraus vorbereiten, nach Geschmack anpassen und für unterwegs mitnehmen. Hülsenfruchtdips sind eine gesunde und köstliche Option für Snacks oder Beilagen im Alltag und schmecken der ganzen Familie.

3 leckere Dip-Rezepte:

Kichererbsen-Dip:

Zutaten: 1 Dose Kichererbsen (abgespült und abgetropft), 1-2 Knoblauchzehen, Saft einer Zitrone, 2 Esslöffel Tahini, 1-2 TL Olivenöl, Salz und Pfeffer nach Geschmack.

Zubereitung: Alle Zutaten in einem Mixer oder einer Küchenmaschine pürieren, bis eine cremige Konsistenz erreicht ist. Bei

Bedarf etwas Wasser hinzufügen, um die gewünschte Konsistenz zu erhalten.

Rote-Linsen-Dip ohne Knoblauch

Zutaten: 1 Tasse rote Linsen (gewaschen), 2 Tassen Gemüsebrühe, 2 Esslöffel Olivenöl, 1 Teelöffel Kreuzkümmel, 1 Teelöffel Paprika, Saft einer halben Zitrone, Salz und Pfeffer nach Geschmack.

Zubereitung: Die Linsen in Gemüsebrühe kochen, bis sie weich sind. Abtropfen lassen und abkühlen lassen. Dann die gekochten Linsen mit Olivenöl, Kreuzkümmel, Paprika, Zitronensaft, Salz und Pfeffer in einem Mixer oder einer Küchenmaschine pürieren, bis eine cremige Konsistenz entsteht. Mit frischen Kräutern oder Olivenöl garnieren.

Weißbohnen-Avocado-Dip

Zutaten: 1 Dose weiße Bohnen (abgespült und abgetropft), 1 reife Avocado, Saft einer halben Zitrone, 1-2 TL Olivenöl (optional), 1 Knoblauchzehe (optional), Salz und Pfeffer nach Geschmack.

Zubereitung: Die weißen Bohnen, die Avocado, den Zitronensaft, das Olivenöl und bei Bedarf die Knoblauchzehe in einem Mixer oder einer Küchenmaschine pürieren, bis eine glatte Konsistenz entsteht. Mit Salz und Pfeffer abschmecken. Bei Bedarf etwas Wasser hinzufügen, um die gewünschte Konsistenz zu erreichen. Mit frischen Kräutern oder einem Spritzer Zitronensaft garnieren.

Dieser Dip kombiniert die Cremigkeit der Avocado mit der Proteinquelle der weißen Bohnen. Er ist einfach zuzubereiten und enthält gesunde Fette und Ballaststoffe.

Möglichkeiten, was dazu gegessen werden kann:

1. Pellkartoffeln: Koche einige Kartoffeln, bis sie weich sind, und serviere sie zusammen mit den Dips als Beilage. Du kannst die Kartoffeln auch halbieren und in den Dips dippen.

2. Ofengemüse: Schneide verschiedene Gemüsesorten wie Paprika, Zucchini, Auberginen und Karotten in mundgerechte Stücke. Brate sie im Ofen mit etwas Olivenöl, Salz und Gewürzen deiner Wahl, bis sie weich und leicht gebräunt sind. Serviere sie mit den Dips.

3. Rohkost: Schneide frisches Gemüse wie Gurken, Karotten, Sellerie und Paprika in Sticks oder Scheiben. Verwende sie als Dipper für die verschiedenen Dips.

4. Brotaufstrich: Alle Dips eignen sich perfekt als Aufstrich für Brot, Gemüsesticks oder als Beilage in deiner Bowl oder zu gegrilltem Gemüse, Tofu oder Fisch.

8.

Baustein 8: Optimierung der Fettverbrennung durch aktive Stressreduktion im Alltag und ausreichenden Schlaf

8.1. Ziele der achten Woche

"Die größte Wohltat, die man seinem Körper erweisen kann, ist es, ihm einen guten Schlaf zu gönnen und Stress durch Bewegung abzubauen." - Arnold Schwarzenegger

Am Ende dieser Woche wirst du folgende Punkte umgesetzt und verstanden haben:

- Die Bedeutung einer gesunden Stressbewältigung verstehen: Warum Essen als Bewältigungsstrategie nicht ratsam ist
- Verständnis für die Entstehung eines "Stress-Bauchs"
- Verständnis für die Zusammenhänge zwischen gutem Schlaf, Regeneration und Körperfett

- Strategien für die optimale Fettverbrennung durch aktiven Stressabbau im Alltag und genügend Erholung

8.2. To dos Woche 8

- Verständnis für die Bedeutung einer gesunden Stressbewältigung entwickeln
- Die Zusammenhänge zwischen Stress und Fettansammlung im Bauchbereich erkennen.
- Die Bedeutung von gutem Schlaf und Regeneration für die Körperfettreduktion verstehen.
- Strategien zur optimalen Fettverbrennung durch aktiven Stressabbau im Alltag erlernen.
- Priorität auf ausreichende Erholung im Alltag legen und sicherstellen, dass genügend Ruhezeiten in den Alltag integriert werden, um den Körper zu regenerieren und die Fettverbrennung zu unterstützen.

8.3. Emotionales Essen und Stressbewältigung

In stressigen Zeiten neigen wir dazu, uns mit Essen zu trösten, um unsere Emotionen zu beruhigen. Dieses Verhalten wird als emotionaler Hunger bezeichnet und hat wenig mit echtem Hunger zu tun. Leider kann Essen als dauerhafte Stress-Bewältigungstherapie zu einer ungesunden Beziehung zum Essen und langfristig zu Gewichtszunahme und anderen gesundheitlichen Problemen führen.

Obwohl Essen vorübergehend Trost und Ablenkung bieten kann, indem es angenehme Geschmackserlebnisse und vorübergehende Befriedigung liefert, hält dieser Effekt nicht lange an. Nach dem Essen können Schuldgefühle oder Unbehagen aufgrund des übermäßigen Konsums auftreten. Es ist wichtig, bewusst mit emotionalen Auslösern umzugehen und alternative Wege zu finden, um mit Stress umzugehen, ohne auf ungesundes Essen als Ventil zurückzugreifen.

An dieser Stelle ist wichtig zu betonen, dass jeder individuell unterschiedliche Bewältigungsstrategien hat und es nicht darum geht, den Umgang mit Stress durch Essen generell zu verurteilen. Vielmehr geht es darum, alternative, gesündere, praktischere und vor allem wirksame Methoden zur täglichen Stressreduktion zu finden.

8.4. Warum Ausdauersport und Spazierengehen zu den effektivsten Stressbewältigungsstrategien gehören

Ausdauersportarten wie Joggen, Fahrradfahren, Wandern und Schwimmen sowie das einfache Spazierengehen gehören zu den wirksamsten Methoden, um Stress abzubauen. Beim Ausdauersport und Spazierengehen werden Endorphine freigesetzt, die als "Glückshormone" bekannt sind und ein Gefühl der Euphorie und des Wohlbefindens erzeugen können.

Durch regelmäßige körperliche Aktivität verbessert sich die Stimmung und Stresssymptome können gelindert werden. Körperliche Aktivität hilft dabei, Spannungen abzubauen und die Muskeln zu entspannen. Die erhöhte Durchblutung und Sauerstoffversorgung des Körpers führen zu einem entspannteren und ruhigeren Gefühl. Gleichzeitig kann Bewegung dazu beitragen, das im Körper angesammelte Cortisol, das als Stresshormon bekannt ist, merklich abzubauen und somit den Stresspegel dauerhaft zu senken.

Insbesondere das Spazierengehen in der Natur kann zusätzlich beruhigend und stressreduzierend wirken. Durch Ausdauersport und Spazierengehen wird der Geist von stressigen Situationen abgelenkt, da die Konzentration auf die körperliche Aktivität gerichtet ist. Dadurch kann man sich entlasten und einen klaren Kopf bekommen.

Im Alltag können wir also zeitsparend und wirkungsvoll Stress abbauen, indem wir uns für Spaziergänge, Wanderungen, Läufe, Jogginrunden oder Fahrradtouren entscheiden. Diese Aktivitäten haben nicht nur eine sofortige Entspannungswirkung, sondern beeinflussen auch den Energieverbrauch, da dabei Kalorien verbrannt werden.

Auf diese Weise erzielen wir vier positive Effekte mit einer Aktivität:

1. den Abbau von Stress,
2. die Verbesserung der Stimmung,
3. eine Verbesserung der Kalorienbilanz und

4. die Erhöhung der körperlichen Fitness.

Selbst ein kurzer 15-minütiger Lauf oder ein schneller Spaziergang können bereits Wunder bewirken. Anstatt nach der Arbeit nach Hause zu gehen, sollten wir gleich die Sportschuhe anziehen und einfach losgehen.

Stress sollte nicht unterschätzt werden, da er die Erfolge einer Diät erheblich sabotieren kann. Mit der richtigen Strategie können wir unser Stresslevel jedoch merklich reduzieren. Es ist ratsam, täglich mindestens 15-40 Minuten für eine Aktivität einzuplanen und am Wochenende gelegentlich eine längere Einheit von 60-90 Minuten für eine Wanderung oder Fahrradtour zu reservieren.

8.5. So kann ein Stress-Bauch entstehen

Ein "Stressbauch" bezieht sich auf die Zunahme von Bauchfett, die durch chronischen Stress verursacht wird. Der Hauptverantwortliche für den sogenannten "Stress-Bauch[48]" ist das Hormon Cortisol, das vermehrt bei Stress freigesetzt wird. Es wird heutzutage als einer der Hauptgründe für die Entstehung von Übergewicht angesehen.

Interessanterweise führt die Gewichtszunahme durch Cortisol nicht zu einer gleichmäßigen Verteilung des Fettes im Körper.

---

[48] Moyer AE, Rodin J, Grilo CM, Cummings N, Larson LM, Rebuffé-Scrive M. Stress-induced cortisol response and fat distribution in women. Obes Res. 1994 May;2(3):255-62. doi: 10.1002/j.1550-8528.1994.tb00055.x. PMID: 16353426.

Fettzellen im tiefen Bauchbereich haben eine höhere Anzahl an Rezeptoren für Cortisol. Diese Rezeptoren aktivieren ein Enzym, das dazu führt, dass unsere Bauchfettzellen vermehrt mit Fett gefüllt werden. Dadurch entsteht der typische "Stress-Bauch".

Verschiedene Lebensmittel und Gewohnheiten können den Verlust von Körperfett fördern, hemmen oder verlangsamen.

- **Hoher Konsum von verarbeiteten Lebensmitteln:** Eine Ernährung, die reich an verarbeiteten Lebensmitteln, zuckerhaltigen Getränken, frittierten Snacks und gesättigten Fetten ist, kann den Verlust von Körperfett beeinträchtigen. Diese Lebensmittel enthalten oft viele leere Kalorien und sind nährstoffarm, was zu einem erhöhten Kalorienkonsum führen kann, ohne ein Gefühl der Sättigung zu erreichen.

- **Zu wenig Protein und zu wenig Nährstoffe, Ballaststoffe oder Vitaminmangel:** Eine ausreichende Proteinzufuhr (10-15% genügen) ist wichtig für den Erhalt der Muskelmasse während einer Diät. Wenn die Proteinzufuhr zu niedrig ist, besteht die Gefahr, dass der Körper Muskelgewebe zur Energiegewinnung abbaut, anstatt Fett zu verbrennen.

- **Übermäßiger Alkoholkonsum:** Alkohol enthält Kalorien und hat einen negativen Einfluss auf den Fettstoffwechsel. Zudem werden viele alkoholische Getränke mit Zucker und anderen ungesunden Zutaten gemischt.

- **Mangelnde körperliche Aktivität:** Regelmäßige Bewegung ist ein wichtiger Bestandteil einer gesunden

Gewichtsabnahme. Wenn die körperliche Aktivität zu gering ist oder das Training nicht ausreichend intensiv ist, kann dies den Fettabbau verlangsamen.

- **Unregelmäßiges Essen oder zu schnelles Essen:** Unregelmäßige Mahlzeiten oder häufiges Snacken ohne bewusste Kontrolle der Portionen können zu einem übermäßigen Kalorienkonsum führen. Ebenso kann zu schnelles Essen dazu führen, dass man mehr isst, bevor das Sättigungsgefühl einsetzt.

- **Mangel an Schlaf:** Schlafmangel kann den negativ Hormonhaushalt beeinflussen und dazu führen, dass Körperfett eingelagert wird.

- **Hoher Stresspegel:** Chronischer Stress kann zu einer erhöhten Produktion von Stresshormonen wie Cortisol führen, was den Fettabbau beeinträchtigen kann. Zudem kann Stress zu emotionalem Essen führen.

Das hemmt die Fettverbrennung:

- Stress
- Schlafmangel
- Alkohol
- keine Bewegung, ausschließlich sitzende Tätigkeit
- künstliche Lebensmittel
- Softdrinks mit Zucker
- alle Arten von Süßigkeiten
- Hoher Konsum von Transfetten oder gesättigten Fetten

173

- ungesunde, stark verarbeitete Ernährung
- Umweltgifte & Medikamente

8.6. Die Zusammenhänge zwischen gutem Schlaf, Regeneration und Körperfett

Ausreichender Schlaf ist entscheidend für einen erfolgreichen Gewichtsverlust und eine gute Gesundheit.

Schlafmangel beeinflusst den Stoffwechsel negativ[49] und erhöht das Hungergefühl, denn wenn wir nicht genug schlafen, produziert unser Körper mehr Ghrelin, ein Hormon, das den Appetit steigert, und reduziert die Produktion von Leptin, einem Hormon, das den Appetit unterdrückt. Das kann zu einem gesteigerten Hungergefühl führen und das Abnehmen erschweren. Zudem führt Schlafmangel zu einer erhöhten Produktion von Stresshormonen, was ebenfalls den Gewichtsverlust behindern kann.

Um den Stoffwechsel auf Trab zu halten und den Hunger zu regulieren, empfiehlt es sich, zwischen 7 und 9 Stunden Schlaf pro Nacht zu bekommen. Wenn man aufgrund von Schlafstörungen oder aus anderen Gründen (kleine Kinder, Nachtschicht) nicht genug Schlaf

---

[49] Hirotsu C, Tufik S, Andersen ML. Interactions between sleep, stress, and metabolism: From physiological to pathological conditions. Sleep Sci. 2015 Nov;8(3):143-52. doi: 10.1016/j.slsci.2015.09.002. Epub 2015 Sep 28. PMID: 26779321; PMCID: PMC4688585.

bekommt, können Power-Naps tagsüber helfen, den Schlafmangel auszugleichen und die Konzentration und Energie zu steigern.

Um einen erholsamen Schlaf zu fördern, wird empfohlen, die Bildschirmzeit vor dem Schlafengehen zu reduzieren, das Schlafzimmer dunkel und kühl zu halten und Entspannungsübungen wie Yoga oder Meditation durchzuführen. Zudem sollte man spätes Essen, Alkohol- und Koffeinkonsum vor dem Schlafengehen vermeiden.

Es gibt verschiedene Entspannungstechniken, die im Alltag zeitsparend und effektiv sind, wie z.B. ein kurzer Spaziergang am Abend, eine kurze Stretching- oder Yoga-Einheit oder ein warmes Bad, um den Geist zu beruhigen und den Stresspegel zusätzlich zu senken.

Zusammenfassend kann Stress das Abnehmen erschweren, da der erhöhte Cortisolspiegel unseren Hormonhaushalt negativ beeinflusst und den Körper in einen Dauerzustand der Alarmbereitschaft versetzt. Viele Menschen berichten, bei Stress zusätzlich schlechter zu schlafen, weniger tief und emotional zu essen, was außerdem zu einer höheren Kalorienaufnahme führen kann. Um dem Dauerstress zu entkommen, ist es für jeden von uns wichtig, eine individuelle und effektive Methode zur Stressbewältigung im Alltag zu finden und zu nutzen.

8.7. Zusammenfassung Woche 8

In der 8. Woche haben wir uns mit der Bedeutung einer gesunden Stressbewältigung und den effektivsten Methoden zur Stressreduktion beschäftigt. Stressessen wurde als keine empfehlenswerte Bewältigungsstrategie erläutert, da es zu einer ungesunden Beziehung zum Essen und langfristig zu Gewichtszunahme und anderen gesundheitlichen Problemen führen kann.

Ausdauersportarten wie Joggen, Fahrradfahren, Bergwandern und Schwimmen sowie das einfache Spazierengehen wurden als die effektivsten Methoden zur Stressbewältigung identifiziert. Diese Aktivitäten führen zur Freisetzung von Endorphinen, verbessern die Stimmung, helfen beim Stressabbau und sorgen für eine Entspannung von Körper und Geist.

Des Weiteren haben wir den Zusammenhang zwischen Stress, ungesundem Essen und der Entstehung eines "Stress-Bauchs" betrachtet. Der erhöhte Cortisolspiegel bei Stress kann zu einer Fettansammlung im Bauchbereich führen.

Es wurde betont, dass ausreichender Schlaf und Regenerationszeiten eine entscheidende Rolle beim Abnehmen spielen. Schlafmangel kann den Stoffwechsel negativ beeinflussen, das Hungergefühl erhöhen und den Gewichtsverlust erschweren. Daher ist es wichtig, zwischen 7 und 9 Stunden Schlaf pro Nacht anzustreben und gegebenenfalls Power-Naps tagsüber einzuplanen, um den Schlafmangel auszugleichen.

8.8. Checkliste zum Abhaken

Kannst du die folgenden Aussagen mit JA bestätigen? Sensationell, Du hast die achte Woche und damit ⅔ des 12-Wochen-Programms hinter Dich gebracht! Bist du zufrieden mit Deinem Gewichtsverlust? Falls nicht, hat sich eventuell die "alte Gewohnheit" unmerklich wieder eingeschlichen. Lass das nicht zu! Versuche, auf Kurs zu bleiben und deine funktionierenden Maßnahmen weiter durchzuziehen. "Never change a running system"!

Wenn du dir noch nicht sicher bist, schau dir den Teil im vorherigen Kapitel am besten noch einmal an.

- Verstanden, warum Stressessen keine gute Bewältigungsstrategie ist
- Wissen über die Effektivität von Ausdauersport und Spazierengehen als Stressbewältigungsstrategien
- Bewusstsein für die Entstehung eines "Stress-Bauchs"
- Umsetzung von regelmäßiger Bewegung im Alltag
- Vermeidung von spätem Essen am Abend
- Reduzierung des Alkohol- und Koffeinkonsums vor dem Schlafengehen und Beachtung des Zeitpunkts der letzten Tasse Kaffee am Nachmittag
- Schaffung einer entspannenden Schlafumgebung mit Entspannungsübungen vor dem Zubettgehen und bewusstem Handy-Detox

- Fokussierung auf ausreichenden und erholsamen Schlaf sowie bewusste Regenerationszeiten

8.9. Hilfreiche Praxis-Tipps für die achte Woche

Tipp1: Schlafstörer entlarvt: Wie Kaffee, Alkohol und späte Mahlzeiten unseren Schlaf beeinflussen und wie wir erholsamer schlafen können

Ein spätes Essen am Abend kann den Schlaf stören, da der Körper nach einer größeren Mahlzeit mehr Energie für die Verdauung aufwenden muss. Das kann zu einem unruhigen Gefühl im Magen führen und das Einschlafen erschweren. Darüber hinaus kann der Konsum von Alkohol vor dem Schlafengehen den Schlafzyklus stören, indem er zu kürzeren Tiefschlafphasen und vermehrtem nächtlichem Erwachen führt.

Idealerweise sollte man am Abend nur noch leichte Mahlzeiten zu sich nehmen, die gut verdaulich sind und den Magen nicht belasten. Es wird empfohlen, die letzte Mahlzeit des Tages spätestens um 19 Uhr einzunehmen, um dem Körper ausreichend Zeit für die Verdauung zu geben, bevor man ins Bett geht. Das hat auch Vorteile beim Abnehmen (siehe auch Baustein 11)

Koffein, ein Stimulans, das in Kaffee, Tee und einigen anderen Getränken enthalten ist, kann den Schlaf ebenfalls beeinflussen. Selbst Stunden nach dem Konsum kann Koffein die Schlafqualität beeinträchtigen, indem es den REM-Schlaf verkürzt[50]. Um einen erholsamen und tiefen Schlaf zu fördern, ist es ratsam, die letzte Tasse Kaffee spätestens sechs Stunden vor dem Zubettgehen zu trinken. Dies gibt dem Körper ausreichend Zeit, das Koffein abzubauen und den Schlafzyklus nicht zu stören.

Tipp2: Handy-Detox: Tipps zum Umgang mit Bildschirmen für eine bessere Nachtruhe

Bildschirme, insbesondere von elektronischen Geräten wie Handys, Laptops und Tablets, können unseren Schlaf erheblich stören. Dies liegt hauptsächlich an dem blauen Licht, das von den Bildschirmen abgegeben wird. Dieses blauwellige Licht hat eine ähnliche Wellenlänge wie das Tageslicht und signalisiert unserem Gehirn, dass es wach und aktiv bleiben soll. Dadurch wird die Produktion des Schlafhormons Melatonin gehemmt, das für einen erholsamen Schlaf wichtig ist.

Wenn wir also spät am Abend noch intensiv auf Bildschirme schauen oder unser Handy nutzen, wird unsere innere Uhr durcheinandergebracht und es fällt uns schwerer, einzuschlafen. Zudem kann die geistige Stimulation durch Inhalte auf den Bildschirmen dazu führen, dass unser Gehirn aktiv bleibt und wir Schwierigkeiten haben, zur Ruhe zu kommen.

---

[50] Drake C, Roehrs T, Shambroom J, Roth T. Caffeine effects on sleep taken 0, 3, or 6 hours before going to bed. J Clin Sleep Med. 2013 Nov 15;9(11):1195-200. doi: 10.5664/jcsm.3170. PMID: 24235903; PMCID: PMC3805807.

Um einen erholsamen und tiefen Schlaf zu fördern, sollten wir idealerweise vor dem Zubettgehen auf anstrengende Bildschirm-Arbeit oder ausdauerndes Handy-Surfen verzichten und stattdessen eine abendliche Routine schaffen, die entspannende Aktivitäten (Buch lesen, kuscheln, Tee, leichte Gymnastik) beinhaltet. Zudem ist es ratsam, eine schlaffreundliche Umgebung zu schaffen und das Schlafzimmer dunkel, kühl und ruhig zu halten.

"Der Muskel wächst nicht während des Trainings, sondern während der Erholung." - Arnold Schwarzenegger

9.

BAUSTEIN 9: DER JUNGBRUNNEN-EFFEKT: WIE MUSKELAUFBAU DEN GRUNDUMSATZ STEIGERT UND UNSEREN DAUERHAFTEN GEWICHTSVERLUST SICHERT

9.1. Ziele der neunten Woche

"Der Körper ist der beste Freund des Geistes. Trainiere ihn, pflege ihn und fordere ihn heraus, und er wird dich auf dem Weg zu deinen Zielen begleiten." - Usain Bolt

In den vergangenen Wochen haben wir uns intensiv mit unterschiedlichen Strategien zur Ernährung beschäftigt, um unser persönliches Kaloriendefizit zu erreichen und somit einen kontinuierlichen Gewichtsverlust zu gewährleisten. Unser Fokus lag darauf, die Menge an aufgenommenen Kalorien zu reduzieren und somit unser tägliches Defizit zu erreichen.

Nun wollen wir uns die andere Seite der Gleichung ansehen, nämlich den Energieverbrauch.

Neben der Kontrolle der Kalorienaufnahme können wir unser Kaloriendefizit auch durch vermehrte körperliche Aktivität und die Steigerung des Grundumsatzes erreichen. Der entscheidende Faktor dabei ist der Aufbau von Muskelmasse.

Muskeln sind aktive Gewebe, die selbst im Ruhezustand Kalorien verbrennen. Je mehr Muskelmasse wir haben, desto höher ist unser Grundumsatz, also die Menge an Kalorien, die unser Körper in Ruhe verbraucht. Dieser Effekt hilft uns dabei, unseren Gewichtsverlust dauerhaft zu sichern und zu unterstützen.

Am Ende dieser Woche wirst du folgende Punkte umgesetzt und verstanden haben:

- Verständnis, warum Muskelaufbau unverzichtbar für dauerhaftes Abnehmen und Gewichthalten ist
- Verständnis für die Steigerung des Grundumsatzes durch den Aufbau von Muskelmasse und die gleichzeitige Verbesserung der Körperzusammensetzung, die zu einem schlanken, definierten Aussehen führt
- Klarheit über die Wirkung von Krafttraining auf die Insulinsensitivität und Heißhunger
- Persönliche Strategie für den Einstieg in das Krafttraining

9.2. To dos Woche 9

- Verstehen, warum es wichtig ist, Muskeln aufzubauen, um langfristig Gewicht zu verlieren.
- Die körperlichen Auswirkungen von Krafttraining verstehen und die Bedeutung für den Abnehmprozess
- Eine persönliche Strategie entwickeln, um den Einstieg in das Krafttraining zu finden. Das kann beinhalten: Recherche von Übungen, die zu den eigenen Zielen passen, die Festlegung einer Trainingsroutine und die Schaffung einer unterstützenden Umgebung.
- Die nächsten ganz konkreten Schritte planen, um das Krafttraining in den Alltag zu integrieren, z.B. die Teilnahme am Online-Training (termin@juliane-fit.de) oder die Einrichtung eines Trainingsbereichs zu Hause.
- Die Unterstützung von Experten suchen, z.B. durch die Buchung von Personal Training (du bist herzlich zu einer Probe-Session eingeladen, einfach Mail an termin@juliane-fit.de) oder die Teilnahme an spezialisierten Workshops oder Kursen.
- Den Fortschritt regelmäßig überprüfen und anpassen, um die Effektivität des Krafttrainings zu optimieren.

9.3. Das Konzept des systematischen Muskelaufbaus und die Bedeutung für dauerhaftes Abnehmen und Gewichthalten

Systematischer Muskelaufbau ist von entscheidender Bedeutung, wenn es um dauerhaftes Abnehmen und das Halten des Gewichts geht. Es gibt mehrere Gründe, warum der Aufbau von Muskelmasse in diesem Zusammenhang essentiell ist.

1. Muskelaufbau erhöht den Kalorienverbrauch

Muskelgewebe ist metabolisch aktiver als Fettgewebe und verbrennt mehr Kalorien, selbst im Ruhezustand. Wenn du also mehr Muskelmasse hast, steigt dein Grundumsatz und damit auch dein täglicher Kalorienverbrauch. Das ist besonders vorteilhaft während einer Abnehmphase.

2. Muskelaufbau verbessert die Körperzusammensetzung

Während des Abnehmens ist es wichtig, nicht nur Körperfett zu reduzieren, sondern auch Muskelmasse aufzubauen und zu erhalten. Der Aufbau von Muskelmasse verleiht dem Körper eine definierte und straffe Form, was zu einem schlanken und gesunden Aussehen führt.

3. Muskelaufbau führt zu einer erhöhten Stoffwechselrate

Je mehr Muskeln wir haben, desto aktiver ist unser Stoffwechsel. Das bedeutet, dass unser Körper effektiver Kalorien verbrennt, sowohl im Ruhezustand als auch während der Bewegung. Dadurch fühlen sich Aktivitäten leichter an und machen mehr Spaß. Außerdem können wir mit zunehmender Muskelmasse das Training intensivieren, was dazu führt, dass wir während des Trainings mehr Kalorien verbrennen.

9.4. Die Auswirkungen von Krafttraining auf die Insulinsensitivität und Heißhunger

Eine erhöhte Muskelmasse kann die Insulinsensitivität verbessern, was bedeutet, dass der Körper Zucker aus der Nahrung effizienter verarbeiten kann. Dadurch wird der Blutzuckerspiegel reguliert und Heißhungerattacken sowie ungesunde Essgewohnheiten können reduziert werden.

Darüber hinaus bietet Muskelaufbau funktionale Stärke und Energie. Mit einer gut entwickelten Muskulatur gewinnst du an körperlicher Leistungsfähigkeit, was dir im Alltag und bei sportlichen Aktivitäten zugutekommt. Eine starke Muskulatur erleichtert Bewegungen und kann Verletzungen und haltungsbedingte Schmerzen vorbeugen.

Es ist wichtig, zu Beginn ein moderates Krafttraining mit höheren Wiederholungszahlen und leichteren Gewichten und langsamer Ausführung oder ausschließlich mit dem eigenen Körpergewicht durchzuführen, um die Muskeln an die neue Bewegung zu gewöhnen. Später sollten die Übungen fordernd sein und ein Brennen in den Muskeln erzeugen.

Die besten Übungen zur Fettverbrennung sind solche, die mehrere Muskelgruppen gleichzeitig beanspruchen, wie Kniebeugen, Ausfallschritte, Kreuzheben und Klimmzüge. Es ist wichtig zu beachten, dass es nicht möglich ist, gezielt an einer bestimmten Körperstelle Fett zu verbrennen. Vielmehr sollte das Ziel darin bestehen, Körperfett gleichmäßig zu reduzieren, durch das Einhalten des Kaloriendefizits und regelmäßigen Trainings.

Krafttraining gegen Heißhunger

Krafttraining kann effektiv gegen Heißhungerattacken wirken, indem es den Appetit wirksam hemmt. Durch regelmäßiges Krafttraining wird der Energieverbrauch des Körpers erhöht, was interessanterweise zu einer Verringerung des Hungergefühls führen kann.

Zusätzlich verbrennt Krafttraining Kalorien und erhöht langfristig den Grundumsatz des Körpers durch den Aufbau von Muskelmasse, was bedeutet, dass auch nach dem Training mehr Kalorien verbrannt werden[51]. Weiterhin hat Krafttraining Einfluss auf den Hormonspiegel im Körper, insbesondere auf Leptin und Ghrelin. Leptin ist ein Hormon, das das Hungergefühl unterdrückt, während Ghrelin das Hungergefühl fördert. Studien haben gezeigt, dass Krafttraining die Leptin-Spiegel erhöhen und die Ghrelin-Spiegel reduzieren kann, was

---

[51] Westcott WL. Resistance training is medicine: effects of strength training on health. Curr Sports Med Rep. 2012 Jul-Aug;11(4):209-16. doi: 10.1249/JSR.0b013e31825dabb8. PMID: 22777332.

dazu beitragen kann, das Hungergefühl zu reduzieren. Somit ist Krafttraining eine effektive Methode, um Heißhungerattacken entgegenzuwirken und den Appetit besser zu kontrollieren.

Gleichzeitig Muskeln aufbauen und Körperfett verlieren - geht das überhaupt?

Das gleichzeitige Aufbauen von Muskelmasse und Verlieren von Körperfett kann eine Herausforderung sein, weil beide Ziele unterschiedliche Ernährungs- und Trainingsansätze erfordern. Um Muskeln aufzubauen, benötigt der Körper zusätzliche Energie und Nährstoffe, insbesondere Protein. Das bedeutet, dass man möglicherweise mehr Kalorien zu sich nehmen muss, als man verbrennt, um die notwendigen Bausteine für den Muskelaufbau bereitzustellen. Auf der anderen Seite erfordert der Verlust von Körperfett ein Kaloriendefizit, bei dem der Körper mehr Kalorien verbrennt, als er durch Nahrung aufnimmt.

Ein Kaloriendefizit kann jedoch dazu führen, dass der Körper nicht genügend Energie und Nährstoffe hat, um Muskelmasse aufzubauen oder zu erhalten. Das kann dazu führen, dass der Körper in Zeiten des Kaloriendefizits auf Muskelgewebe als Energiequelle zurückgreift, anstatt Körperfett zu verbrennen.

Um diese Herausforderung zu bewältigen, ist es wichtig, eine ausgewogene Ernährung zu gewährleisten, die ausreichend Nährstoffe, Ballaststoffe und alle essentiellen Aminosäuren zur Unterstützung des

187

Muskelaufbaus enthält, während gleichzeitig ein moderates Kaloriendefizit eingehalten wird, um Körperfett zu verlieren.

Darüber hinaus ist ein gezieltes Krafttraining erforderlich, um den Muskelaufbau zu fördern, während Cardio- und Ausdauertraining helfen können, zusätzliche Kalorien zu verbrennen und den Fettabbau zu unterstützen. Es erfordert Zeit, Geduld und Konsistenz, um beide Ziele erfolgreich zu erreichen.

Die Waage sagt nicht die ganze Wahrheit

Die Erfahrung zeigt, dass ein intensives 4-monatiges Krafttraining zu keiner Gewichtsabnahme auf der Körperwaage führen kann, obwohl tatsächlich 4 kg Körperfett verloren und gleichzeitig 3,5 kg Muskelmasse aufgebaut wurden.

Das Beispiel verdeutlicht, dass das Gewicht allein keine zuverlässige Messgröße für den Erfolg des Trainings ist. Viel bedeutender ist die Wirkung von Ausdauersport und Krafttraining auf die Reduktion des Bauchfetts, insbesondere auf die Verminderung des gefährlichen viszeralen Fettes.

Interessanterweise zeigte sich, dass Bewegung dazu beitragen kann, dieses ungesunde Fett bevorzugt zu verbrennen. Während die Teilnehmer, die lediglich eine Kalorienrestriktion durchführten, in einer Vergleichsperiode etwa 13% viszerales Fett verloren, erreichte die Gruppe, die zusätzlich Krafttraining und Ausdauersport betrieb, eine

Reduktion von sogar 21%[52]. Das verdeutlicht die positive Wirkung von regelmäßiger Bewegung auf die Körperzusammensetzung und Gesundheit, unabhängig von den Zahlen auf der Waage.

9.5. Eine persönliche Strategie entwickeln, um mit dem Krafttraining zu starten

- Setze dir klare Ziele: Definiere, welches Gewicht du erreichen oder halten möchtest.

- Erstelle einen Trainingsplan oder lass Dir einen persönlichen Trainingsplan von mir erstellen (E-Mail an termin@juliane-fit.de): Plane Krafttrainingseinheiten regelmäßig ein, idealerweise zwei- bis dreimal pro Woche. Berücksichtige Übungen für den gesamten Körper.

- Beginne mit Ganzkörperübungen wie vereinfachtem Liegestütz, Kniebeugen, Ausfallschritte, Dips am Stuhl und Unterarmstütz.

- Fokussiere dich auf die richtige Technik: Achte auf die korrekte Ausführung und Körperhaltung, um Verletzungen zu vermeiden und die Effektivität der Übungen zu maximieren.

---

[52] Ismail I, Keating SE, Baker MK, Johnson NA. A systematic review and meta-analysis of the effect of aerobic vs. resistance exercise training on visceral fat. Obes Rev. 2012 Jan;13(1):68-91. doi: 10.1111/j.1467-789X.2011.00931.x. Epub 2011 Sep 26. PMID: 21951360.

- Variiere dein Training: Verwende verschiedene Übungen und Trainingsmethoden, um die Muskeln herauszufordern und Abwechslung zu schaffen.
- Beachte die Ernährung: Stelle sicher, dass du trotz Kaloriendefizit ausreichend Protein, Ballaststoffe und Nährstoffe für den Muskelaufbau erhältst.
- Bleibe motiviert und geduldig: Muskelaufbau erfordert Zeit und kontinuierliche Anstrengung. Sei geduldig und bleibe motiviert, um langfristige Ergebnisse zu erzielen.
- Berücksichtige professionelle Unterstützung: Lass dir von mir als Personal Trainerin helfen, bei der Ausführung der Übungen und dem Erreichen deiner Ziele.

9.6. Optimiere deinen Muskelaufbau während einer Diät: Die entscheidenden Aspekte, die du kennen solltest

Bei einer Diät und gleichzeitigem Krafttraining ist es wichtig, bestimmte zusätzliche Aspekte zu beachten, um trotz des Kaloriendefizits Muskeln aufzubauen und Körperfett zu verlieren.

Hier sind einige Punkte, die berücksichtigt werden sollten:

1. Auf ausreichend gesunde Proteine achten

Nährstoffreiche Proteine sind entscheidend für den Muskelaufbau. Stelle sicher, dass du genügend pflanzliches Protein in deine Ernährung einbaust. Hülsenfrüchte, Sojaprodukte, Nüsse, Samen, Vollkorngetreide und Gemüse wie Brokkoli und Spinat sind gute pflanzliche Proteinquellen. Wenn du gerne "Proteinshakes" trinkst, mixe dir einen eigenen Shake aus 1 EL Hanfprotein, gemahlenen Leinsamen, Spinat, Banane und Wasser oder pflanzlicher Milch.

Hier sind 15 pflanzliche Lebensmittelkombinationen mit einer guten Quelle für alle essentiellen Aminosäuren und geringer Kaloriendichte:

1. Quinoa und schwarze Bohnen
2. Vollkornreis und Linsen
3. Sojabohnen und Vollkornnudeln
4. Kichererbsen und Bulgur
5. Haferflocken und Mandeln
6. Erdnussbutter auf Vollkornbrot
7. Spinat und Mandeln
8. Tofu und Brokkoli
9. Sonnenblumenkerne und Buchweizen
10. Amaranth und Edamame
11. Schwarze Bohnen und Mais
12. Erbsen und Vollkornnudeln
13. Kürbiskerne und Quinoa
14. Chiasamen und Leinsamen
15. Hummus und Vollkorn-Pita-Brot

Diese Kombinationen liefern alle essentiellen Aminosäuren, die der Körper benötigt, und sind gleichzeitig kalorienarm, was sie zu einer großartigen Option für eine ausgewogene Ernährung macht.

Eine ausgewogene Ernährung ist wichtig, um alle notwendigen Nährstoffe und Vitamine zu erhalten. Achte darauf, dass du ausreichend Obst, Gemüse, Hülsenfrüchte, Vollkornprodukte und gesunde Fette in deine Mahlzeiten integrierst.

2. Behalte deine Kalorienbilanz im Auge

Obwohl ein Kaloriendefizit erforderlich ist, um Körperfett abzunehmen, ist es wichtig, zu Beginn des Krafttrainings nicht zu stark zu reduzieren, damit sich der Körper daran gewöhnen kann. Ein moderates Kaloriendefizit ermöglicht es dir, genügend Energie für dein Krafttraining zu haben und den Muskelaufbau zu unterstützen.

3. Plane deine Mahlzeiten richtig

Achte darauf, deine Mahlzeiten so zu planen, dass du vor und nach dem Training ausreichend Energie und Nährstoffe hast. Eine Kombination aus Kohlenhydraten und Protein vor dem Training unterstützt deine Leistungsfähigkeit und die Muskelregeneration.

4. Trinke ausreichend Flüssigkeit

Stelle sicher, dass du genug Wasser zu dir nimmst, um den Stoffwechsel und die Muskelregeneration zu unterstützen.

5. Gönn dir ausreichend Ruhe und Erholung

Muskeln wachsen in der Ruhephase. Gib deinem Körper genügend Zeit zur Erholung, damit er Muskeln aufbauen kann. Schlaf spielt eine wichtige Rolle bei der Regeneration und dem Muskelwachstum.

6. Führe ein progressives Krafttraining durch

Um Muskeln aufzubauen, ist es wichtig, ein Krafttraining durchzuführen, das allmählich anspruchsvoller wird. Steigere nach und nach die Intensität deiner Übungen, um kontinuierliche Fortschritte zu erzielen.

7. Behalte deinen Fortschritt im Auge

Überwache deinen Fortschritt regelmäßig und passe bei Bedarf deine Ernährung und dein Training an, um die gewünschten Ergebnisse zu erzielen.

9.7. So kann ich Dir den Einstieg in das Krafttraining erleichtern

Keine Idee, keine Zeit oder keine Motivation für den selbstständigen Einstieg in das Kraftraining? Kein Problem, ich helfe Dir!

Lass uns gemeinsam den Einstieg in den systematischen Muskelaufbau finden! Als erfahrene Personal Trainerin biete ich neben

Training vor Ort auch praktische Online-Trainingseinheiten an, um dir dabei zu helfen, Bewegung und Krafttraining zu einer Gewohnheit wie das Zähneputzen werden zu lassen. Schon kurze, aber regelmäßige Einheiten können wahre Wunder bewirken.

Persönliche Verabredungen online via Zoom machen es dir so einfach wie möglich, mit einem regelmäßigen Training zu starten. Du sparst enorm viel Zeit, da keine Anfahrtswege erforderlich sind. Sogar Dein Kind kann mitmachen oder Dein Baby kann in deiner Nähe sein und Du kannst das Training bequem von zuhause aus absolvieren.

Das individualisierte Training passt perfekt zu deinen persönlichen Zielen und deiner Tagesform. Keine Ausreden mehr - das Training fällt so gut wie nie aus, egal ob du auf Reisen bist, im Urlaub entspannst oder dich im Ausland befindest. Dein Training geht mit dir, wo immer du bist.

Bei unserem Training steht Regelmäßigkeit im Vordergrund. Es ist anfangs viel wichtiger, regelmäßig zu trainieren, als sich auf die Dauer oder Intensität zu konzentrieren. Das hilft dir, gesunde Gewohnheiten zu entwickeln und deinen Körper in eine wahre Stoffwechselmaschine zu verwandeln - natürlich in Kombination mit der richtigen Ernährung.

Du bist herzlich eingeladen, an einer unverbindlichen Probe-Session teilzunehmen und das Online-Training oder ein Training vor Ort einfach mal auszuprobieren. Sende mir dazu eine E-Mail (termin@juliane-fit.de) (Mit dem Betreff "Anfrage Buch" erhältst du

25% Rabatt auf deine erste Trainingskarte). Ich freue mich auf Deine Nachricht!

9.8. Zusammenfassung Woche 9

In der neunten Woche haben wir die Welt des strukturierten Muskelaufbaus kennengelernt, und welche unverzichtbare Rolle Muskelmasse beim nachhaltigen Abnehmen spielt. Muskelaufbau bringt nicht nur den Stoffwechsel auf Touren und verbessert die Körperzusammensetzung, sondern hat auch positive Auswirkungen auf die Insulinsensitivität und Heißhungerattacken.

Es wurde betont, mit einem moderaten Krafttraining zu starten und nach und nach intensivere Übungen einzubinden. Besonders empfohlen wurden Ganzkörperübungen wie Kniebeugen und Ausfallschritte, um sowohl die Fettverbrennung als auch den Muskelaufbau zu maximieren. Es wurde geraten, eine individuelle Strategie für den Einstieg ins Krafttraining zu entwickeln und gegebenenfalls professionelle Unterstützung in Anspruch zu nehmen.

9.9. Checkliste zum Abhaken

Kannst du die folgenden Aussagen mit JA bestätigen? Ich gratuliere Dir, Du hast alle Informationen und Inhalte dieser Woche verstanden und umgesetzt. Falls du noch unsicher bist, empfehle ich dir, den vorherigen Teil des Kapitels erneut zu lesen, um deine Kenntnisse zu vertiefen.

- Verstanden, warum es wichtig ist, Muskeln aufzubauen, um langfristig Gewicht zu verlieren.
- Den Einstieg in das Krafttraining geplant.
- Klare Ziele gesetzt und einen ersten Trainingsplan erstellt (oder erstellen lassen).
- Mit einem ersten Training und Ganzkörperübungen begonnen und die richtige Technik beachtet.
- Die Ernährung auf ausreichend pflanzliches Protein, Vitamine, Ballaststoffe und Nährstoffe ausgerichtet.
- Professionelle Unterstützung gesucht und Kontakt aufgenommen (termin@juliane-fit.de).

9.10. Hilfreiche Praxis-Tipps für die neunte Woche

Praxis-Tipp 1: Mikro-Workouts ("Tabata & Co")

Integriere kurze Trainingseinheiten in deinen Alltag, z.B. 5-minütige Kraftübungen während der Arbeitspause oder Übungen mit dem eigenen Körpergewicht nach dem Arbeitstag. Diese Mikro-Workouts können sehr effektiv sein und lassen sich leicht in den Tagesablauf integrieren.

Tabata-Training ist eine intensive Form des Kraft-Intervalltrainings, bei der du eine Übung für eine bestimmte Zeitdauer ausführst, gefolgt von kurzen Erholungsphasen. Es besteht aus 8 Runden, wobei jede Runde 20 Sekunden Trainingszeit und 10 Sekunden Pausenzeit beinhaltet. Zu Beginn führst du die Übung langsamer aus, aber sobald Du fitter wirst, mit maximaler Intensität (so viele Wiederholungen wie möglich in 20 Sekunden).

Beispiel für Tabata-Training mit Liegestütz und Kniebeugen:

1. Beginne mit Liegestütz. Stelle sicher, dass du die richtige Form hast, indem du dich in die Liegestützposition begibst, Hände etwas breiter als schulterbreit aufstellst, Arme gestreckt und Rücken gerade. Führe in den 20 Sekunden so viele Liegestütz wie möglich aus, während du darauf achtest, die korrekte Technik beizubehalten.

2. Nach 20 Sekunden Training pausierst du für 10 Sekunden. Atme durch und bereite dich auf die nächste Übung vor.

3. Führe nun Kniebeugen aus: Stehe aufrecht mit den Füßen schulterbreit auseinander. Gehe in die Hocke, bis deine Oberschenkel parallel zum Boden sind, und drücke dich dann explosiv nach oben, um wieder in die Ausgangsposition zurückzukehren. Führe in 20 Sekunden so viele Kniebeugen wie möglich aus.

4. Pausiere erneut für 10 Sekunden, um dich zu erholen.

5. Wiederhole diese Abfolge von Liegestütz und Kniebeugen insgesamt 8 Runden, also 4 Minuten.

Tabata-Training ist eine effektive Methode, um Ausdauer, Kraft und metabolische Effekte zu verbessern. Es ist wichtig, während der Trainingseinheiten eine hohe Wiederholungszahl beizubehalten und die Ruhephasen aktiv zur Erholung zu nutzen. Du kannst die Übungen und Intervallzeiten entsprechend deinem Fitnesslevel anpassen und andere Übungen in das Tabata-Training einbeziehen, um Abwechslung zu schaffen.

Bevor du dich in ein intensives Sportprogramm wie das Tabata-Training stürzt, ist es immer klug, zuerst einen Arzt aufzusuchen, um sicherzustellen, dass du gesund genug für anspruchsvolle Übungen bist. Ein Arzt kann individuelle Ratschläge basierend auf deinem Gesundheitszustand und eventuellen Vorerkrankungen geben.

Als erfahrene Trainerin stehe ich dir ebenfalls zur Seite, um einen maßgeschneiderten Trainingsplan zu erstellen, der auf deine persönlichen Bedürfnisse zugeschnitten ist. Wenn du beispielsweise unter Knieschmerzen, Rückenbeschwerden oder anderen spezifischen gesundheitlichen Bedenken leidest, kann ich Übungen auswählen und anpassen, die diese Bereiche berücksichtigen und dennoch effektiv sind.

Ebenso kann ich auf spezielle Umstände wie eine vorherige Schwangerschaft, Verletzungen oder andere körperliche Veränderungen eingehen und geeignete Übungen sowie

Trainingsmethoden empfehlen. Mein Ziel ist es, sicherzustellen, dass du das Tabata-Training oder andere Trainingsprogramme sicher und effektiv durchführst, die deinen individuellen Bedürfnissen entsprechen

Praxis-Tipp 2: Hausarbeit als Training

Nutze deine alltäglichen Hausarbeiten wie Staubsaugen, Wäsche tragen oder das Rasenmähen als Gelegenheit, um dein Krafttraining einzubauen. Du kannst beispielsweise Gewichte oder Widerstandsbänder verwenden, während du diese Aufgaben erledigst, um zusätzlichen Widerstand und damit Krafttrainingseffekte zu erzielen. So erledigst du nicht nur deine Aufgaben, sondern trainierst gleichzeitig deine Muskeln.

Erfahrungsbericht einer Teilnehmerin der Partner-Challenge

Ich hatte das Glück, zufällig auf die Challenge zu stoßen, und wurde von meiner Partnerin dazu eingeladen. Der Zeitpunkt passte perfekt und ich beschloss, es mit dem Programm zu versuchen. Gleichzeitig begann ich auch mit regelmäßigem Sport, um meine Ergebnisse zu maximieren.

Bei der Ernährung habe ich keine drastische Umstellung vorgenommen, sondern einfach auf Snacks verzichtet, mehr Ballaststoffe in meine Mahlzeiten integriert und mich auf drei ausgewogene Mahlzeiten pro Tag konzentriert. Schon bald merkte ich einen deutlichen Unterschied. Ich hatte viel mehr Energie für den

Sport, selbst in Kombination mit dem Intervallfasten. Früher hatte ich oft mit Kreislaufproblemen zu kämpfen, aber jetzt fühle ich mich viel fitter, habe mehr Kraft und Ausdauer, was sich auch im Alltag positiv bemerkbar macht.

Ein weiterer positiver Effekt war, dass ich weniger Hunger hatte und es mir leichter fiel, das Kaloriendefizit einzuhalten. Die Kombination aus der bewussten Ernährung und dem regelmäßigen Sport hat mir geholfen, meine Ziele zu erreichen und kontinuierlich Fortschritte zu machen.

Ich bin begeistert von den Veränderungen, die ich bereits in kurzer Zeit erreicht habe. Es motiviert mich ungemein, weiterhin am Programm teilzunehmen und an meinen Zielen zu arbeiten.

"Körperliche Fitness ist nicht nur einer der wichtigsten Schlüssel zum gesunden Körper, sondern auch zur Eröffnung der Tür in eine aktive und erfüllte Lebensweise." - John F. Kennedy

10.

Baustein 10: Steigere deine Energie: Tipps für mehr Bewegung im Alltag und Ausdauertraining

10.1. Ziele der zehnten Woche

"Sitzen ist das neue Rauchen." - unbekannte Quelle

Nach dieser Woche wirst du Folgendes erreicht und verinnerlicht haben:

- Ein Bewusstsein für die Risiken des langen Sitzens und seine Auswirkungen auf den Körper und den Stoffwechsel entwickelt.
- Die Bedeutung von Alltagsbewegungen verstanden und erkannt haben, wie kleine Bewegungen große positive Effekte haben können.
- Die Priorität auf Ausdauersport setzen, um deinen Energieverbrauch anzukurbeln und deine Fitness zu verbessern.

- Eine effektive persönliche Strategien entwickelt haben, die Ernährung, Bewegung und unterschiedliche Trainingseinheiten miteinander kombiniert.

10.2. To dos Woche 10

- Die Gefahren des Dauersitzens verstehen
- Mehr Bewegung in den Alltag integrieren, zum Beispiel durch kurze Spaziergänge, Treppensteigen oder Arbeiten im Stehen.
- Mit einem regelmäßigen Ausdauertraining beginnen (Wandern, Laufen, Radfahren, Schwimmen)
- Verständnis für die Kombination von Ernährung und Bewegung zur Förderung des Stoffwechsels und der Fettverbrennung erlangen

10.3. Von der Gefahr des Dauersitzens: Wie Bewegung den Körper belebt und den Stoffwechsel aktiv hält

Dauersitzen wird zunehmend als einer der größten Risikofaktoren für die Gesundheit anerkannt, und seine negativen Auswirkungen werden sogar als "Sitzkrankheit"[53] bezeichnet.

---

[53] Levine JA. Sick of sitting. Diabetologia. 2015 Aug;58(8):1751-8. doi: 10.1007/s00125-015-3624-6. Epub 2015 May 24. PMID: 26003325; PMCID: PMC4519030.

Langfristiges Sitzen beeinträchtigt den Körper auf vielfältige Weise, einschließlich der Erschlaffung der Bauchmuskulatur, der Entwicklung eines Rundrückens, der ungleichmäßigen Belastung der Bandscheiben und Verspannungen in Nacken, Schultern und Rücken. Zudem können sich innere Organe, insbesondere die Atmungs- und Verdauungsorgane, durch das dauerhafte Sitzen verlagern oder einklemmen.

Der Mangel an Bewegung führt zu einer unzureichenden Durchblutung der Muskeln, was wiederum Verhärtungen und Blockaden begünstigt und dazu führen kann, dass Muskeln regelrecht verkümmern. Darüber hinaus wird das Herz-Kreislauf-System nicht ausreichend gefordert. Unser Körper ist einfach nicht dafür gemacht, lange Zeit in einer sitzenden Position zu verharren.

Mehrere Stunden im Sitzen können den Zellstoffwechsel verlangsamen, da die Zellen weniger Sauerstoff und Nährstoffe erhalten und weniger Energie verbrauchen. Tatsächlich verbrennt der Körper während des Sitzens nur noch etwa eine Kalorie pro Minute, was fast so wenig ist wie im Schlaf. Das kann während einer Diät besonders kontraproduktiv sein, weshalb es wichtig ist, aktive Maßnahmen zu ergreifen, um den Eergieverbrauch anzukurbeln.

Ein täglicher 20-minütiger Spaziergang oder eine kurze Fahrradtour können bereits deutliche Verbesserungen bringen und den negativen Folgen des Dauersitzens entgegenwirken. Es ist zudem erwiesen, dass Stehen besser ist als dauerhaftes Sitzen, da dabei die

Muskulatur mehr gefordert wird und doppelt so viel Energie verbraucht.

10.4. Aktiv im Alltag: Kleine Bewegungen mit großer Wirkung

Es ist wichtig, das Dauersitzen zu unterbrechen, indem man häufiger aufsteht und kleine Alltagsbewegungen einbaut. Ein kurzer Spaziergang, das Erledigen von Aufgaben im Stehen oder das Treppensteigen können bereits positive Auswirkungen haben. Stehen und Bewegung fordern den Körper mehr und sind somit förderlich für die Gesundheit, den Stoffwechsel und den Gewichtsverlust.

Um das Dauersitzen zu unterbrechen, ist es wichtig, die Körperhaltung regelmäßig zu verändern. Idealerweise sollte das Sitzen alle 20-30 Minuten unterbrochen werden, indem man die Position wechselt.

Neben gezieltem Training und Sport können auch viele kleine Alltagsbewegungen helfen, den Stoffwechsel in Schwung zu bringen. Einfache Maßnahmen wie zu Fuß gehen, die Treppe statt den Aufzug nehmen, mit dem Fahrrad zur Arbeit fahren oder im Stehen in der U-Bahn reisen können einen positiven Effekt haben.

Diese kleinen Alltagsbewegungen sind optimal, um den Stoffwechsel aufrechtzuerhalten und Kalorien zu verbrennen. Ein einstündiger Spaziergang kann etwa 250 Kalorien verbrauchen, ebenso wie 25-30 Minuten Joggen. Intensive Hausarbeit wie Putzen oder Einkaufen und Tragen von Einkäufen für etwa 70 Minuten verbrennt ebenfalls ungefähr 250 Kalorien. Auch 45 Minuten Badmintonspielen oder 30-60 Minuten Fahrradfahren je nach Geschwindigkeit können die gleiche Kalorienmenge verbrennen.

Es ist jedoch wichtig zu beachten, dass Fitness-Studio-Geräte wie das Laufband den absoluten Kalorienverbrauch über die gesamte Zeit anzeigen, einschließlich der Kalorien, die auch in Ruhe verbrannt worden wären (ca. 100 kcal/Stunde). Daher sollten diese Werte entsprechend berücksichtigt werden.

10.5. Der Turbo für Energieverbrauch und Fitness: Ausdauersport im Fokus

Ein regelmäßiges Ausdauertraining während einer Diät bietet mehrere Vorteile in Bezug auf den Energieverbrauch und die Fitness. Erstens erhöht Ausdauersport den Gesamtenergieverbrauch des Körpers, was es ermöglicht, mehr Kalorien zu verbrennen. Durch längere und intensivere Trainingseinheiten kann der Körper zusätzliche Energie aus den Fettreserven mobilisieren und somit effektiver Körperfett reduzieren[54].

---

[54] Benito PJ, López-Plaza B, Bermejo LM, Peinado AB, Cupeiro R, Butragueño J, Rojo-Tirado MA, González-Lamuño D, Gómez-Candela C, On Behalf Of The Pronaf Study Group. Strength plus Endurance Training and Individualized Diet Reduce Fat Mass in Overweight Subjects: A Randomized Clinical Trial. Int J Environ Res Public Health. 2020

Darüber hinaus führt regelmäßiges Ausdauertraining zu einer verbesserten Fitness. Durch die Steigerung der Herzfrequenz und die Anstrengung der Muskeln wird das Herz-Kreislauf-System gestärkt und die Ausdauer erhöht. Eine bessere Fitness bedeutet, dass der Körper beim Training effizienter arbeitet und mehr Kalorien verbrennt. Das ermöglicht es, ein höheres Kalorienniveau beizubehalten und dennoch abzunehmen.

Ein weiterer Vorteil des regelmäßigen Ausdauertrainings während einer Diät ist, dass man mehr essen darf, ohne den Abnehmprozess zu gefährden. Durch die erhöhte körperliche Aktivität steigt der Kalorienbedarf, und der Körper kann eine größere Menge an Nahrungsmitteln verarbeiten, ohne dass überschüssige Kalorien als Fett gespeichert werden. Das eröffnet mehr Spielraum bei der Ernährung und ermöglicht es, eine ausgewogene und abwechslungsreiche Diät beizubehalten.

Ein täglicher Spaziergang ist sicherlich besser als gar keine Bewegung, aber um langfristig gesund zu bleiben, sollte man sich insgesamt mehr bewegen. Die Weltgesundheitsorganisation (WHO) empfiehlt mindestens 150-300 Minuten moderates körperliches Training pro Woche[55], was zum Beispiel 30-60 Minuten Bewegung an

---

Apr 10;17(7):2596. doi: 10.3390/ijerph17072596. PMID: 32290136; PMCID: PMC7177353.

[55] World Health Organization. WHO guidelines on physical activity and sedentary behaviour: at a glance. (2021)

mindestens fünf Tagen oder jeden Tag der Woche bedeutet. Zum dauerhaften Abnehmen wird sogar täglich 40 Minuten intensives Training oder 90 Minuten leichte Bewegung empfohlen.

Für diejenigen, die sich durch diese herausfordernden Zeiten entmutigt fühlen, sei daran erinnert, dass jeder kleine Schritt hin zu mehr Bewegung ein bedeutender Beitrag zur Gesundheit ist.

Hier ist ein 4-wöchiger Trainingsplan für Anfänger, um den Einstieg ins Joggen zu erleichtern und das Ziel von 30 Minuten am Stück nach 4 Wochen zu erreichen. Das Training sollte 3 Mal pro Woche durchgeführt werden:

Woche 1:

- Tag 1: 10 Minuten Gehen, 5-10 Minuten leichtes Laufen, gefolgt von 10 Minuten Gehen.
- Tag 2: 10 Minuten Gehen, 5-10 Minuten leichtes Laufen, gefolgt von 10 Minuten Gehen.
- Tag 3: 10 Minuten Gehen, 10 Minuten leichtes Laufen, 5 Minuten Gehen, 5 Minuten leichtes Laufen, gefolgt von 5 Minuten Gehen.

---

https://www.who.int/europe/publications/i/item/9789240014886#:~:text=For%20health%20and%20wellbeing%2C%20WHO,day%20for%20children%20and%20adolescents.
Aufgerufen am 20.7.2023.

Woche 2:

- Tag 1: 10 Minuten Gehen, 10 Minuten leichtes Laufen, gefolgt von 5 Minuten Gehen. Wiederhole dies für insgesamt 2 Zyklen.
- Tag 2: 10 Minuten Gehen, 10 Minuten leichtes Laufen, gefolgt von 5 Minuten Gehen. Wiederhole dies für insgesamt 2 Zyklen.
- Tag 3: 10 Minuten Gehen, 10 Minuten leichtes Laufen, 5 Minuten Gehen, 5 Minuten leichtes Laufen, gefolgt von 5 Minuten Gehen.

Woche 3:

- Tag 1: 10 Minuten Gehen, 10 Minuten leichtes Laufen, gefolgt von 5 Minuten Gehen. Wiederhole dies für insgesamt 2 Zyklen.
- Tag 2: 10 Minuten Gehen, 15 Minuten leichtes Laufen, gefolgt von 10 Minuten Gehen.
- Tag 3: 5 Minuten Gehen, 20 Minuten leichtes Laufen, gefolgt von 10 Minuten Gehen.

Woche 4:

- Tag 1: 25 Minuten leichtes Laufen, gefolgt von 10 Minuten Gehen.
- Tag 2: 5 Minuten Gehen, 20 Minuten leichtes Laufen, gefolgt von 10 Minuten Gehen.

- Tag 3: 30 Minuten leichtes Laufen.

Beim Training ist es entscheidend, auf die Signale des Körpers zu achten und bei Bedarf Pausen einzulegen. Wenn das Laufen zu anstrengend wird, ist es vollkommen in Ordnung, das Tempo zu reduzieren oder sogar in Gehen überzugehen. Zudem ist es ratsam, vor und nach dem Training Aufwärm- und Cool-Down-Übungen zu machen, um Verletzungen vorzubeugen. Mit diesem Trainingsplan sollten Anfänger innerhalb von vier Wochen in der Lage sein, kontinuierlich 30 Minuten zu laufen. Falls du Unterstützung bei der Erstellung eines individuellen Trainingsplans benötigst, zögere nicht, mir eine E-Mail zu schicken (termin@juliane-fit.de).

10.6. Strategien für einen gesunden Gewichtsverlust: Bewegung und Nährstoffdichte im Fokus

Für kleinere Frauen kann das Abnehmen eine besondere Herausforderung darstellen, da der Grundumsatz aufgrund ihrer Körpergröße und geringeren Muskelmasse niedriger ist. Das bedeutet, dass eine einfache Reduzierung der Kalorienzufuhr allein kaum spürbare Fortschritte bringen wird, da dies zu extrem niedriger Nahrungsaufnahme führen würde. Wenn beispielsweise der Kalorienbedarf bei 1400 kcal liegt, wäre es unrealistisch, ihn auf unter 1000 kcal zu senken. Wenn eine Frau dennoch 0,5 kg bis 1 kg pro Woche abnehmen möchte, bleibt der einzige Weg, den Energieverbrauch zu steigern, durch das Erhöhen der täglichen Aktivitäten und den Aufbau von Muskelmasse.

Eine Möglichkeit besteht darin, bei einer täglichen Aufnahme von 1400 kcal zusätzliche Kalorien durch Alltagsaktivitäten und Sporteinheiten zu verbrennen. Um den höchsten Energieverbrauch in kurzer Zeit zu erzielen, eignet sich Joggen oder Intervall-Gehen am Berg oder Treppensteigen.

Eine Stunde Joggen mit einer Geschwindigkeit von 9,5 km/h kann je nach Strecke und Puls zwischen 500 und 800 kcal verbrennen. Dennoch können 1400 kcal pro Tag mit einer Stunde Joggen recht wenig sein. Daher ist es ratsam, die Nährstoffdichte der Ernährung zu erhöhen, während die Kalorienzahl niedrig bleibt. Das bedeutet, viel Obst und Gemüse, Hülsenfrüchte und leicht verdauliche Vollkorn-Lebensmittel wie Haferflocken, Vollkornreis und Vollkornpasta zu konsumieren.

Es kann auch sinnvoll sein, zu Beginn kürzere Einheiten anzustreben, um eine Überlastung zu vermeiden. Außerdem ist es wichtig, tägliche Alltagsbewegungen zu integrieren und das Training abwechslungsreich zu gestalten, zum Beispiel an einem Tag Ausdauertraining und am nächsten Tag Krafttraining. Pausentage mit leichter Bewegung oder Spaziergängen sollten ebenfalls eingeplant werden.

"Das Geheimnis des Erfolgs liegt darin, den eigenen Stoffwechsel anzukurbeln und in Bewegung zu bleiben. Egal wie klein die Schritte sind, solange wir aktiv sind, können wir große Veränderungen erreichen." - Arnold Schwarzenegger

Wie motiviere ich meine Familie und meine Kinder zu mehr Bewegung?

Es kann sehr hilfreich sein, Vorbild und selbst aktiv zu sein, um die Kinder und die Familie zu inspirieren. Wichtig ist, den Kindern den Wert von Bewegung und einem gesunden Lebensstil zu vermitteln, indem man ihnen erklärt, wie gut es dem Körper tut und wie viel Spaß es gemeinsam machen kann.

Kleine Belohnungen oder Challenges können zusätzlich eingeführt werden, um die Motivation aufrechtzuerhalten.

Letztendlich ist es wichtig, den Fokus auf eine vielfältige und aktive Freizeitgestaltung zu legen, um Bewegung zu einer natürlichen und selbstverständlichen Gewohnheit im Leben der Kinder zu machen. Denn jede kleine Bewegung ist ein Schritt in die richtige Richtung für mehr Gesundheit, Wohlbefinden und zur Erhaltung eines gesunden Körpergewichts.

10.7. Zusammenfassung von Woche 10

In dieser Woche haben wir wertvolle Einsichten gewonnen und konkrete Schritte unternommen, um einen aktiven und gesunden Lebensstil zu kultivieren. Wir haben erkannt, dass stundenlanges Sitzen zu einer Vielzahl gesundheitlicher Probleme führen kann, darunter Rücken- und Nackenschmerzen, Muskelverspannungen, schlechte Haltung und Blutzuckerprobleme. Zusätzlich haben wir das erhöhte Risiko für Übergewicht, Diabetes und Herz-Kreislauf-Erkrankungen durch übermäßiges Sitzen verstanden.

Wir haben erkannt, wie wichtig Bewegung im Alltag ist und wie selbst kleine Bewegungen große positive Effekte haben können. Verschiedene Ansätze wurden hervorgehoben, um die Bewegung auch während eines Bürojobs zu steigern.

Zudem haben wir erkannt, dass auch ohne klassisches Training mehr Bewegung möglich ist, sei es durch aktive Wege zur Arbeit, Spaziergänge in der Mittagspause oder Yoga-Übungen am Morgen.

Die Bedeutung von Ausdauertraining als Beschleuniger für den Energieverbrauch wurde herausgestellt. Wir haben verstanden, dass regelmäßiges Ausdauertraining eine effektive Methode darstellen kann, um das Abnehmen zu fördern.

10.8. Checkliste zum Abhaken

Kannst du die folgenden Aussagen mit JA bestätigen? Einfach spitzenmäßig, Du hast alles, was in dieser Woche besprochen wurde, erfolgreich aufgenommen und umgesetzt! Solltest du dennoch Unsicherheiten haben, empfehle ich dir, den vorherigen Abschnitt des Kapitels noch einmal zu lesen, um dein Wissen zu vertiefen.

- Bewusstsein für die Gefahren des Dauersitzens und die Auswirkungen auf den Körper und den Stoffwechsel entwickelt

- Verständnis für die Bedeutung von Bewegung im Alltag gewonnen und erkannt, dass kleine Bewegungen große positive Effekte haben können.
- Den Fokus auf Ausdauersport als Turbo für den Energieverbrauch und die Verbesserung der Fitness verstanden.

10.9. Hilfreiche Praxis-Tipps für die zehnte Woche

Tipp1: Nutze jede Gelegenheit für Bewegung

Nutze jede Gelegenheit, um aktiv zu sein. Gönne dir kurze Spaziergänge in deinen Pausen oder steige eine Haltestelle früher aus dem Bus oder der Bahn aus und gehe den Rest des Weges zu Fuß. Du kannst auch den Weg zur Arbeit als deine tägliche Ausdauer-Einheit einplanen, nimm dir Wechselkleidung mit und fahre mit dem Fahrrad oder gehe zu Fuß.

Baue zusätzlich kleine Bewegungseinheiten in deinen Alltag ein, wie z.B. Treppensteigen anstelle des Fahrstuhls oder ein paar Minuten Dehnübungen am Morgen.

Tipp2: Mehr Bewegung am Arbeitsplatz

Setze dir regelmäßige Erinnerungen, um während des Arbeitstages Pausen einzulegen und aufzustehen. Nutze diese Gelegenheiten um ein

Glas Wasser oder eine Tasse Tee zu trinken, kurz herumzulaufen oder Stretching-Übungen zu machen.

Tausche deinen Bürostuhl gelegentlich gegen einen Gymnastikball, ein bewegliches Sitzkissen oder ein Stehpult aus, um deine Haltung zu verbessern und unkompliziert mehr Bewegung in deinen Arbeitsalltag zu integrieren.

Tipp 3: Active Meetings

Ein innovativer Praxistipp für mehr Bewegung im Alltag ist die Integration von sogenannten "Active Meetings". Anstatt sich bei Besprechungen oder Telefonkonferenzen nur hinzusetzen, kannst du vorschlagen, dass die Teilnehmenden gemeinsam spazieren gehen oder sich während des Meetings im Stehen bewegen. Dies fördert nicht nur die körperliche Aktivität, sondern kann auch die Kreativität und Produktivität steigern.

Durch den Wechsel der Umgebung und die Bewegung werden neue Perspektiven ermöglicht und die Gehirnfunktionen aktiviert. Dieser innovative Ansatz ermöglicht es, Bewegung nahtlos in den Arbeitsalltag zu integrieren und gleichzeitig die Gesundheit und das Wohlbefinden zu fördern.

Erfahrungsbericht einer Teilnehmerin der 12-Wochen-Challenge

Die Umstellung meiner Ernährung fiel mir anfangs sehr schwer, daher habe ich mich zunächst auf den Sport konzentriert. Ich habe beschlossen, täglich eine Haltestelle früher auszusteigen und den Rest des Weges zu Fuß zurückzulegen. Außerdem habe ich mich einmal pro Woche für ein Online-Personal Training angemeldet. Dieses Training hat mir unglaublich geholfen und war ein echter Game-Changer, da ich sonst nie in Bewegung gekommen wäre.

Manchmal verspüre ich sogar morgens Lust, ein paar Liegestütze zu machen. Es ist erstaunlich, wie motiviert und energiegeladen ich mich dabei fühle. Nun plane ich, mit dem Joggen zu beginnen, da ich mich dazu bereit fühle und es immer leichter wird, mich zu bewegen.

Als nächstes werde ich mich auf meine Ernährung konzentrieren, denn jetzt bin ich dazu bereit. Ich bin sehr motiviert und freue mich auf die Herausforderung. Ich habe bereits gelernt, dass kleine Schritte und kontinuierliche Fortschritte der Schlüssel zum Erfolg sind. Ich bin zuversichtlich, dass ich mein Gewichtsziel erreichen werde und meine Gesundheit und Fitness weiter verbessern kann.

11.

Baustein 11: Die Macht des richtigen Timings: Dinner Cancelling und Intervallfasten für maximale Erfolge

11.1. Ziele der elften Woche

"Essen Sie früh am Morgen wie ein König, mittags wie ein Edelmann und abends wie ein Bettler." - Adelle Davis

Am Ende dieser Woche wirst du folgende Punkte umgesetzt und verstanden haben:

- Die Herausforderung des langfristigen Abnehmens verstehen und Strategien entwickeln, um ein nachhaltiges Kaloriendefizit aufrechtzuerhalten.
- Verstehen, wie der Zeitpunkt der Mahlzeiten den Erfolg beim Abnehmen beeinflusst.
- Die Prinzipien des Intervallfastens kennenlernen und mögliche Anwendungen für den eigenen Alltag erkunden.

- Dinner Cancelling als eine Methode des Intervallfastens kennenlernen und herausfinden, wie es den Abnehmerfolg unterstützen kann.
- Die Auswirkungen des richtigen Essenszeitpunkts und der Qualität der Nahrung auf

11.2. To dos Woche 11

- Das richtige Timing der Mahlzeiten lernen
- Ausprobieren, ob Intervallfasten zu deinem persönlichen Lebensstil passen könnte und einplanen
- Mit Dinner Cancelling als eine Form des Intervallfastens experimentieren, um herauszufinden, ob es sich regelmäßig in deinen Tagesablauf integrieren lässt.
- Konkrete Ziele für diese Woche setzen, die sich auf das Timing von deinen Mahlzeiten und geplanten Essenspausen (Intervallfasten) konzentrieren
- Dokumentation deiner Fortschritte und Beobachtungen.

11.3. Die Herausforderung des langfristigen Abnehmens: Strategien für ein nachhaltiges Kaloriendefizit

Für diejenigen, die langfristig Gewicht verlieren möchten, stellt die Aufrechterhaltung eines Kaloriendefizits eine Herausforderung dar. Der Körper neigt dazu, langfristig den Appetit zu steigern und den

Stoffwechsel anzupassen, was bedeutet, dass wir immer weniger essen "düefen", um weiter abzunehmen. Das "FdH"-Prinzip (Friss die Hälfte) funktioniert oft nur vorübergehend und ist auf lange Sicht schwer einzuhalten.

Um dennoch ein Gefühl der Sättigung zu erreichen und die Portionsgrößen beizubehalten, gibt es verschiedene Strategien. Eine Möglichkeit ist die Reduzierung der Kaloriendichte der Mahlzeiten und die Verbesserung der Ernährungsqualität. Durch die Wahl von nährstoffreichen, aber kalorienarmen Lebensmitteln können wir uns satt fühlen, ohne zu viele Kalorien zu konsumieren.

Eine weitere Option ist das Timing des Essens und die Anzahl der Mahlzeiten zu ändern, beispielsweise durch Intervallfasten. Dabei wechseln sich bestimmte Essens- und Fastenphasen ab. Intervallfasten kann den Insulinspiegel regulieren, das Hungergefühl reduzieren und den Hormonhaushalt positiv beeinflussen, was wiederum das Hungergefühl beeinflusst. Darüber hinaus können Essenspausen, die durch Intervallfasten entstehen, den Magen verkleinern und dazu führen, dass wir schneller satt werden.

11.4. Intervallfasten: Die Schlüsselprinzipien verstehen und individuell anwenden

Intervallfasten ist eine Ernährungsmethode, bei der du bestimmte Zeiträume des Essens mit Zeiträumen des Fastens abwechselst. Es gibt verschiedene Methoden des Intervallfastens, wie z.B. das 16/8-Fasten, bei dem du täglich 16 Stunden fastest und innerhalb von 8 Stunden isst. Eine andere Methode ist das 5:2-Fasten, bei dem du an zwei Tagen in der Woche nur etwa 500-600 Kalorien zu dir nimmst und an den anderen fünf Tagen normal isst.

Diese Methode bietet beim Abnehmen mehrere Vorteile. Zum einen hilft sie dir, deine Kalorienaufnahme zu reduzieren, da du während der Fastenphasen automatisch weniger isst. Zum anderen kann Intervallfasten den Stoffwechsel verbessern und die Insulinsensitivität erhöhen, was wiederum dazu beiträgt, dass dein Körper effektiver Fett verbrennt.

Es ist ratsam, deine Nahrungsaufnahme zeitlich zu begrenzen, da dein Körper während des Intervallfastens auf gespeicherte Fettreserven als Energiequelle zurückgreifen muss. Wenn du jedoch den ganzen Tag über viele kleine Mahlzeiten isst, verfügt dein Körper ständig über eine Energiequelle und greift weniger auf die Fettreserven zurück[56].

Das beste Fastenintervall hängt von den individuellen Bedürfnissen und Vorlieben ab. Die meisten Menschen finden das 16/8-Fasten gut umsetzbar und effektiv, aber es gibt auch andere Varianten, die funktionieren können. Man muss nicht jeden Tag 16 Stunden fasten, um abzunehmen. Es ist wichtig, auf den eigenen Körper zu hören und die Intervallfasten-Methode zu finden, die am besten funktioniert. Es ist möglich, ganze Tage zu fasten, aber es ist unbedingt ratsam, vorher

---

[56] Fung, J. Mayer, E. Ramos, M. Weniger ist mehr. Ein Leben gesund und schön durch Intervallfasten. 1. Auflage 2021. Riva Verlag.

einen Arzt zu konsultieren, insbesondere wenn man gesundheitliche Probleme hat, Diabetiker ist oder Medikamente einnimmt. Auch gibt es Menschen, die nicht gut auf Essenspausen reagieren. Höre auf dein Körpergefühl und probiere aus, ob du mit Essenpausen zurechtkommst.

Beim Intervallfasten ist es in der Regel möglich, Sport zu treiben. Es ist jedoch wichtig, auf die Signale des Körpers zu achten und gegebenenfalls das Training anzupassen. Denn es besteht die Gefahr, dass man durch Intervallfasten Muskelmasse verliert, wenn man nicht ausreichend auf seine Ernährung achtet und nicht genug Eiweiß zu sich nimmt. Es ist daher wichtig, darauf zu achten, dass man ausreichend Protein und andere wichtige Nährstoffe in die tägliche Ernährung integriert.

Es ist möglich, dass man nach dem Intervallfasten mehr Hunger hat, insbesondere in den ersten Tagen. In diesem Fall kann es helfen, sich langsam an das Fasten zu gewöhnen und sich in den Essensphasen ausgewogen und sättigend zu ernähren, um das Hungergefühl zu reduzieren.

Während der Fastenphasen, in denen nur Wasser, ungesüßter Tee oder schwarzer Kaffee erlaubt sind, hat der Körper die Möglichkeit, in einen Zustand der Fettverbrennung zu gelangen.

Die verschiedenen Phasen des Intervallfastens haben unterschiedliche Auswirkungen auf den Körper und können die Fettverbrennung begünstigen. Nach dem Essen steigt der

Blutzuckerspiegel an, aber nach einigen Stunden sinkt er wieder ab und pendelt sich auf einem normalen Niveau ein. Nach etwa 12 Stunden des Fastens beginnt der Körper damit, vermehrt Körperfett als Energiequelle zu nutzen[57].

Sport und Ausdauertraining am Ende der Fastenphase können die Fettverbrennung weiter optimieren. Durch das Training in diesem Zustand der Fettverbrennung kann der Körper vermehrt auf die Fettreserven zugreifen und diese als Energiequelle nutzen. Dabei sollte das Training auf die individuellen Bedürfnisse und Fitnesslevel abgestimmt sein.

Es ist jedoch wichtig zu betonen, dass der mögliche Gewichtsverlust durch das Intervallfasten nicht nur auf die Fastenphasen beschränkt ist. Eine ausgewogene und gesunde Ernährung während der Essensphasen ist ebenso entscheidend für den langfristigen Erfolg.

Die Kombination aus Intervallfasten und regelmäßigem Sport oder Ausdauertraining kann dazu beitragen, die Fettverbrennung zu steigern, die Fitness zu verbessern und langfristig ein gesundes Körpergewicht zu erreichen und dauerhaft zu halten.

Bitte beachte, dass vor Beginn einer solchen Ernährungsumstellung oder Trainingsroutine professioneller Rat eingeholt werden sollte, um

---

[57] Fung, J. Mayer, E. Ramos, M. Weniger ist mehr. Ein Leben gesund und schön durch Intervallfasten. 1. Auflage 2021. Riva Verlag.

individuelle Bedürfnisse und Gesundheitszustände zu berücksichtigen, vor allem, wenn du an einer chronischen Erkrankung leidest oder regelmäßig Medikamente nimmst.

11.5. Abnehmen mit Dinner Cancelling

Dinner Cancelling ist eine Methode des intermittierenden Fastens, bei der man abends ab 18h oder 19h auf die letzte Mahlzeit verzichtet. Es handelt sich um eine zeitlich begrenzte Reduktion der Nahrungsaufnahme.

Wer durch Intervallfasten Abnehmen möchte, sollte idealerweise auf das Abendessen verzichten. Es ist ratsam, abends nichts mehr zu essen, da der Körper in der Nacht weniger Energie und daher nicht so viele Kalorien benötigt. Stattdessen sollte man sich auf die Mahlzeiten konzentrieren, die der Körper während des Tages am meisten benötigt, wie zum Beispiel das Frühstück oder das Mittagessen.

Der Körper funktioniert tagsüber anders als nachts. Am Morgen ist der Stoffwechsel und die Bewegung hoch, was bedeutet, dass der Körper Nahrung schnell verdauen und Energie daraus gewinnen kann. Tagsüber bewegen wir uns und verbrauchen diese Energie.

Aber nachts, wenn wir schlafen, bewegen wir uns nicht viel. Deshalb speichert der Körper die Nahrung, die wir spät am Abend essen, eher in Körperfett, anstatt sie als Energie zu verwenden. Das liegt daran, dass der Körper nicht so viel Energie benötigt, wenn wir schlafen. Wenn wir also abends essen und dann schlafen gehen, gibt es weniger Gelegenheiten für den Körper, diese Energie zu verbrauchen. Daher kann der Körper die Nahrung, die spät am Abend gegessen wird, eher als Fett speichern, was zu einer Gewichtszunahme führen kann.

Wer abends zu Heißhunger neigt, kann versuchen, sich mit einer spannenden Lektüre oder einem warmen Bad abzulenken oder Alternativen zu suchen, wie zum Beispiel einen Tee zu trinken oder eine kleine Menge an kalorienarmen Lebensmitteln zu sich zu nehmen. Es kann auch helfen, den Tag mit einer ausreichend sättigenden Mahlzeit zu beenden, um Heißhunger vorzubeugen.

Durch Dinner Cancelling kann der Blutzucker positiv beeinflusst werden, insbesondere wenn man abends oft salzige, kohlenhydratreiche und zuckerhaltige Mahlzeiten isst. Das Weglassen der späten Abend- oder Snack-Mahlzeit hilft besonders, Blutzuckerschwankungen zu reduzieren und Diät-Saboteuren aus dem Weg zu gehen. Durch die längere Fastenzeit in der Nacht sinkt der Insulinspiegel, was ebenfalls zur Regulierung des Blutzuckers beiträgt.

Timing ist alles: Wie der richtige Essenszeitpunkt und die Qualität deines Essens deinen Abnehmerfolg beeinflusst

Intervallfasten und Dinner Cancelling beeinflussen nicht nur die Fettverbrennung während der Fastenphasen, sondern auch deinen Stoffwechsel insgesamt.

Studien zeigen, dass eine pflanzliche Ernährung den Ruheumsatz zusätzlich erhöhen kann, was zu einem gesteigerten Kalorienverbrauch führt, selbst in Ruhephasen wie dem Schlaf. Das bedeutet, dass dein Körper zusätzliche Kalorien verbrennt, selbst wenn du dich ausruhst.

Durch die Kombination von pflanzlicher Ernährung und Dinner Cancelling, bei dem abends ab 18 oder 19 Uhr nichts mehr gegessen wird, kann der Grundumsatz sogar um weitere 10% gesteigert werden.

Ein weiterer wichtiger Faktor ist der natürliche Rhythmus unseres Körpers. Ein und dasselbe Lebensmittel kann je nach Tageszeit unterschiedliche Auswirkungen haben. Interessanterweise kann der Gewichtsverlust variieren, obwohl die Kalorienzufuhr identisch ist. Ein Snack, der abends konsumiert wird, kann zu einer stärkeren Gewichtszunahme führen als derselbe Snack, der tagsüber gegessen wird .

Eine mögliche Strategie, um den Abnehmprozess zu unterstützen, besteht darin, regelmäßig abends nach 19 Uhr auf das Abendessen zu verzichten. Dadurch ermöglichen wir unserem Körper längere Phasen des Intervallfastens, was zu einer verbesserten Fettverbrennung und einem nachhaltigen Gewichtsverlust führen kann. Es kann lohnenswert sein, diese Methode auszuprobieren und zu beobachten, wie sie sich auf dein Wohlbefinden und deine Abnehmziele auswirkt.

11.6. Zusammenfassung von Woche 11

In diesem Kapitel haben wir uns mit der Herausforderung des langfristigen Abnehmens auseinandergesetzt und Strategien entwickelt, um ein nachhaltiges Kaloriendefizit aufrechtzuerhalten. Dabei haben wir die Bedeutung des Timings beim Essen erkannt und erfahren, wie der Zeitpunkt der Mahlzeiten den Erfolg beim Abnehmen beeinflusst.

Ein möglicher Ansatz zur Gewichtsreduktion ist das Intervallfasten, das wir genauer kennengelernt haben. Wir haben erkundet, wie diese Methode des zeitlich begrenzten Reduzierens der Nahrungsaufnahme in unseren Alltag integriert werden kann. Eine spezifische Form des Intervallfastens, Dinner Cancelling, wurde als Möglichkeit vorgestellt, abends auf die letzte Mahlzeit zu verzichten und dadurch weniger Kalorien aufzunehmen. Zudem haben wir gelernt, dass die längere Fastenzeit während der Nacht den Körper dazu anregen kann, vermehrt auf gespeicherte Fettreserven als Energiequelle zurückzugreifen.

Darüber hinaus haben wir die Auswirkungen des richtigen Essenszeitpunkts und der Qualität der Nahrung auf den Abnehmerfolg verstanden. Mit den Informationen und Strategien aus diesem Kapitel sind wir nun bereit, unsere individuellen Ziele beim langfristigen Abnehmen zu verfolgen und ein nachhaltiges Kaloriendefizit längerfristig aufrechtzuerhalten.

11.7. Checkliste zum Abhaken

Kannst du die folgenden Aussagen mit JA bestätigen? Du bist unglaublich, Du hast alle Informationen dieser Woche erfolgreich verinnerlicht und in die Praxis umgesetzt! Falls du dennoch unsicher sein solltest, empfehle ich dir, den vorherigen Abschnitt des Kapitels erneut zu lesen, um dein Verständnis zu festigen.

- Die Herausforderung des langfristigen Abnehmens verstanden
- Die Wichtigkeit eines dauerhaften Kaloriendefizits erkannt.
- Die Auswirkungen des Timings beim Essen auf den Abnehmerfolg verstanden
- Die Prinzipien des Intervallfastens kennengelernt und ausprobiert
- Möglichkeiten des Intervallfastens und Dinner Cancellings im eigenen Alltag erkundet, die zur persönlichen Situation passen

11.8. Hilfreiche Praxis-Tipps für Woche 11

Tipp 1: Einfacher Einstieg in das Intervallfasten

Plane deine letzte Mahlzeit vor 19h

Plane deine letzte Mahlzeit des Tages vor 19 Uhr. Das ermöglicht es deinem Körper, genügend Zeit zu haben, um die Nahrung zu verdauen, bevor du ins Bett gehst. Durch das Dinner Cancelling profitierst du von einer längeren Fastenzeit über Nacht, was die Fettverbrennung begünstigen kann.

Starte flexibel

Ein Tipp für den Einstieg ins Intervallfasten ist, flexibel zu starten und die Zeiten nicht starr festzulegen. Du kannst zum Beispiel anfangs an drei Tagen in der Woche oder nur am Wochenende mit dem Intervallfasten beginnen. Es ist wichtig zu verstehen, dass du deinen "Fastenmuskel" erst trainieren musst, um längere Fastenzeiten durchzuhalten. Indem du langsam beginnst und deinen Körper an das Intervallfasten gewöhnst, kannst du nach und nach längere Fastenperioden einführen und deine individuellen Präferenzen finden. Finde einen Ansatz, der für dich machbar und realistisch ist.

Tipp2: Maßnahmen bei plötzlichem Hunger während des Intervallfastens oder nach dem Dinner Cancelling

Trinke ausreichend Wasser

Oft wird Durst mit Hunger verwechselt. Trinke daher zunächst ein großes Glas Wasser, wenn du plötzlich Hunger verspürst.

Grüner Tee, schwarzer Kaffee und koffeinfreier Kaffee

Diese Getränke können während des Intervallfastens helfen, das Hungergefühl zu reduzieren. Das liegt hauptsächlich an den

228

enthaltenen bioaktiven Verbindungen, die verschiedene positive Effekte auf den Körper haben können.

Grüner Tee kann dazu beitragen, den Blutzuckerspiegel zu stabilisieren und die Insulinsensitivität zu verbessern, was wiederum das Hungergefühl verringern kann.

Kaffee, insbesondere schwarzer Kaffee, enthält Koffein, das eine anregende Wirkung auf das zentrale Nervensystem und den Stoffwechsel hat. Zudem kann Kaffee das Verlangen nach Essen reduzieren und das Sättigungsgefühl verlängern.

Auch koffeinfreier Kaffee kann während des Fastens hilfreich sein, da er immer noch viele der vorteilhaften Verbindungen des Kaffees enthält, jedoch ohne den anregenden Effekt des Koffeins. Koffeinfreier Kaffee kann ebenfalls das Sättigungsgefühl erhöhen und das Verlangen nach Essen reduzieren.

Es ist wichtig zu beachten, dass diese Getränke während des Intervallfastens in Maßen und möglichst ohne Milch und ohne Zucker oder Süßstoff konsumiert werden sollten, da sie den Körper möglicherweise aus dem Fastenzustand herausholen könnten. Es wird zusätzlich empfohlen, sich an Wasser, ungesüßten Tee und andere kalorienfreie Getränke zu halten, um das Intervallfasten optimal zu unterstützen.

Ablenkung suchen

Wenn der Hunger akut wird, lenke dich ab, indem du dich mit einer anderen Aktivität beschäftigst. Gehe beispielsweise spazieren, mache eine kurze Bewegungseinheit oder beschäftige dich mit einem Hobby, um den Fokus vom Hunger abzulenken.

Generell gilt: Konsultiere bei Fragen oder Unsicherheiten zum Thema Intervallfasten immer einen Arzt oder Ernährungsexperten.

Erfahrungsbericht einer Teilnehmerin der 12-Wochen-Challenge

Dank der Unterstützung während der Challenge konnte ich meine Gewohnheiten erfolgreich ändern. Früher habe ich abends zweimal gegessen - einmal mit den Kindern und dann nochmal mit meinem Mann. Außerdem habe ich oft etwas dazu gegessen, wenn mein Mann von der Arbeit nach Hause kam. Durch die Nutzung der Yazio-App konnte ich mein Bewusstsein für mein Essverhalten schärfen.

Als ich mich weiter mit dem Abnehm-Programm beschäftigte, entdeckte ich das Konzept des Dinner Cancelling und des Intervallfastens. Ich entschied mich dafür, dies dauerhaft in meinen Alltag zu integrieren. Zu meiner Überraschung fiel es mir leicht, am Abend auf Nahrung zu verzichten. Die Umsetzung war einfacher als gedacht.

Die positive Veränderung meiner Ernährungsgewohnheiten führte zu einer bemerkenswerten Veränderung meines Wohlbefindens. Ich verspürte plötzlich mehr Lust auf Bewegung und spürte, wie sich meine Energie steigerte. Zusätzlich verschwand eine chronische Entzündung, die mich lange Zeit geplagt hatte.

Ich bin überglücklich, dass ich durch diese Erfahrungen mein Leben nachhaltig verbessern konnte. Ich habe gelernt, wie wichtig es ist, bewusste Entscheidungen über meine Ernährung und meinen Lebensstil zu treffen. Ich fühle mich nicht nur körperlich besser, sondern bin auch stolz auf meine erreichten Ziele und die positiven Veränderungen, die ich in meinem Leben vorgenommen habe.

12.

BAUSTEIN 12: DEINE PERSÖNLICHE STRATEGIE FÜR DAUERHAFTEN GEWICHTSVERLUST

12.1. Zusammenfassung der Bausteine

Baustein 1: Erfolgreiches Abnehmen beginnt mit dem Verständnis von Kalorien, einem bewussten Kaloriendefizit und dem Kennenlernen des Stoffwechsels.

Baustein 2: Indem wir die richtigen Lebensmittel auswählen und potenzielle Diät-Hindernisse aussortieren, können wir das Hungergefühl reduzieren und Heißhungerattacken vermeiden.

Baustein 3: Statt uns ausschließlich auf Kalorien, Zucker und Kohlenhydrate zu konzentrieren, legen wir den Fokus auf eine ausgewogene Nährstoffaufnahme.

Baustein 4: Wir setzen auf kleine Mengen hochwertiger, natürlicher Nahrungsfette und vermeiden große Mengen gesättigter Fette, um unsere Ernährung zu optimieren und unseren Gewichtsverlust zu optimieren.

Baustein 5: Pflanzliches Protein dient als Geheimwaffe, um uns satt zu halten, die Nährstoffversorgung zu verbessern und den Muskelaufbau zu unterstützen.

Baustein 6: Wasser und Salz spielen eine wichtige Rolle bei der Sättigung und helfen uns, Diät-Plateaus zu überwinden.

Baustein 7: Wir integrieren ballaststoffreiche und pflanzliche Lebensmittel in unsere Ernährung, um die Kaloriendichte zu senken, uns satt zu fühlen und gesunde Nährstoffe aufzunehmen.

Baustein 8: Aktive Stressreduktion und ausreichender Schlaf sind Schlüsselfaktoren, um die Fettverbrennung zu optimieren.

Baustein 9: Durch gezielten Muskelaufbau erhöhen wir unseren Grundumsatz und sichern langfristigen Gewichtsverlust.

Baustein 10: Weniger Sitzen, mehr Bewegung im Alltag und regelmäßiges Ausdauertraining steigern unseren Energieverbrauch und verbessern unsere Fitness.

Baustein 11: Das richtige Timing der Mahlzeiten, insbesondere durch Dinner Cancelling und Intervallfasten, unterstützt uns dabei, maximale Erfolge beim Abnehmen zu erzielen.

Baustein 12: Indem wir eine persönliche Strategie entwickeln, die unsere individuellen Bedürfnisse und Vorlieben berücksichtigt, können wir dauerhaften Gewichtsverlust erreichen.

12.2. Deine eigene, langfristige Strategie entwickeln

Du kann folgende Schritte befolgen, um aus den genannten Bausteinen deine eigene langfristige Abnehmstrategie zu entwickeln:

Selbstreflexion: Analysiere deine eigenen Gewohnheiten, Bedürfnisse und Ziele. Frage dich, welche Bausteine besonders relevant für dich sind und was du in deinem Alltag umsetzen kannst.

Prioritäten setzen: Wähle die Bausteine aus, die für dich am wichtigsten sind und die bisher die größte Wirkung auf dein Körpergewicht und deinen Bauchumfang hatten. Du kannst auch einzelne Aspekte der Bausteine kombinieren oder ergänzen.

Konkrete Ziele definieren: Setze dir klare und realistische Ziele, wie viel Gewicht du pro Woche oder pro Monat weiterhin abnehmen möchtest. Definiere auch andere messbare Ziele, wie die Erhöhung deiner Alltagsbewegung oder den Aufbau von Muskelmasse.

Planung und Umsetzung: Lege konkrete Maßnahmen fest, wie du die ausgewählten Bausteine in deinen Alltag integrieren kannst. Erstelle beispielsweise einen Wochenplan für deine Mahlzeiten, plane regelmäßige Bewegungseinheiten ein und schaffe dir Strategien, um mit möglichen Herausforderungen umzugehen.

Flexibilität und Anpassung: Sei offen für Anpassungen und verändere deine Strategie bei Bedarf. Jeder Körper ist einzigartig, daher kann es sein, dass du verschiedene Ansätze ausprobieren musst, um herauszufinden, was am besten für dich funktioniert.

Durchhaltevermögen und Motivation: Bleibe konsequent und motiviert bei der Umsetzung deiner Strategie. Feiere kleine Erfolge und erinnere dich regelmäßig an deine langfristigen Ziele.

Evaluierung und Anpassung: Überprüfe regelmäßig deine Fortschritte und analysiere, ob deine Strategie effektiv ist. Wenn nötig, passe deine Vorgehensweise an und optimiere sie entsprechend.

12.3. Mögliche Probleme und Lösungen

Wenn du Probleme bei deiner Diät hast, gibt es verschiedene Tipps und Tricks, um sie zu lösen.

Problem Nr. 1: Es fällt mir schwer, das Kaloriendefizit zu halten

Wenn es dir schwer fällt, das Kaloriendefizit einzuhalten, versuche, genügend Gemüse, pflanzliche Proteine und viele Ballaststoffe in deine

Ernährung einzubauen, um dich länger satt zu halten. Achte auch darauf, ausreichend Wasser zu trinken, da Durst manchmal als Hunger wahrgenommen werden kann. Verteile deine Mahlzeiten anders über den Tag und esse andere Portionsgrößen. Passe das Kaloriendefizit an deine individuellen Bedürfnisse an, wenn nötig.

Um das Kaloriendefizit zu erreichen und dennoch satt zu werden, ist es wichtig, auf eine nährstoffreiche Ernährung zu achten. Bevorzuge größere Mengen an kalorienarmen Lebensmitteln wie Gemüse, Obst, Bohnen und Vollkorngetreide, die reich an Nährstoffen und Ballaststoffen sind. Ballaststoffe und wasserhaltige Lebensmittel tragen besonders dazu bei, das Sättigungsgefühl zu fördern und den Hunger zu reduzieren. Es wird empfohlen, täglich mindestens 30 Gramm Ballaststoffe zu konsumieren, erhöhe die Menge schrittweise auf 40-60g am Tag.

Gleichzeitig ist es wichtig, kalorienreiche Lebensmittel wie Käse, Fleisch, Eier, Zucker, Fette und Milchprodukte zu reduzieren. Diese Lebensmittel enthalten eine hohe Energiedichte, d.h. sie enthalten pro Gramm viele Kalorien, tragen aber nicht unbedingt zu einem langen Sättigungsgefühl bei. Durch ihre Reduzierung oder den Ersatz durch kalorienärmere Alternativen kann das Kaloriendefizit erreicht werden, ohne dass das Sättigungsgefühl beeinträchtigt wird.

Problem Nr. 2: Ich neige dazu, zu große Portionen zu essen und den Überblick zu verlieren

Wenn du zu große Portionen isst, verwende kleinere Teller und Schüsseln, um optisch größere Portionen zu vermeiden. Nimm dir Zeit zum Essen und kaue langsam. Du kannst auch vor dem Essen eine Suppe oder einen Salat essen, um den Magen zu füllen und anschließend weniger zu essen.

Problem Nr. 3: Wenn ich gestresst oder aufgewühlt bin, esse ich unkontrolliert und zu viel

Wenn du dazu neigst, aus emotionalen Gründen zu essen, identifiziere deine Emotionen und suche nach alternativen Bewältigungsmechanismen wie Sport, Entspannungstechniken oder Gespräche mit Freunden. Achte auch darauf, ausreichend Schlaf zu bekommen, da ein Mangel daran das Verlangen nach Essen erhöhen kann.

Problem Nr. 4: Wenn ich gestresst oder aufgewühlt bin, esse ich zu viele Süßigkeiten

Wenn du in stressigen Situationen zu viele Süßigkeiten isst, vermeide es, diese zu kaufen und halte stattdessen gesunde Snacks wie Nüsse, Obst oder Gemüse bereit. Bewegung kann ebenfalls helfen, Stress abzubauen, gehe spazieren oder betreibe eine andere Form von körperlicher Aktivität.

Problem Nr. 5: Ich schaffe es einfach nicht zum Sport

Falls Dir Bewegung fehlt, versuche, sie in deinen Alltag zu integrieren, zum Beispiel indem du Treppen statt des Aufzugs benutzt oder zu Fuß oder mit dem Fahrrad zur Arbeit gehst. Finde eine Form von Bewegung, die dir wirklich Spaß macht, wie Tanzen, Schwimmen oder Yoga, ohne auf den Kalorienverbrauch zu achten (dieser kommt durch die Regelmäßigkeit von ganz allein).

Problem Nr. 6: Meine Familie kauft ungesunde Lebensmittel, und wenn sie zu Hause sind, kann ich nicht vermeiden, sie auch zu essen

Kommunikation ist der Schlüssel. Setze dich mit deiner Familie zusammen und teile deine Ziele für eine gesündere Ernährung mit. Erkläre ihnen, warum es dir wichtig ist, dich gesund zu ernähren, und bitte um ihre Unterstützung. Gemeinsam könnt ihr alternative Lebensmittel auswählen und einkaufen gehen.

Bereite gesunde Snacks und Mahlzeiten für dich selbst vor, damit du immer eine gute Option zur Hand hast, wenn ungesunde Lebensmittel im Haus sind. Ersetze ungesunde Snacks wie Chips oder Schokolade durch gesündere Alternativen wie Nüsse, Obst oder Gemüse. Tausche zuckerhaltige Getränke wie Limonade gegen Wasser oder ungesüßten Tee. Probiere neue, gesunde Rezepte aus, um deine Mahlzeiten abwechslungsreich zu gestalten.

12.4. Fazit

Deine Reise zum erfolgreichen Abnehmen

Wow, du hast es geschafft! Mit Bravour hast du dich durch die verschiedenen Bausteine für eine nachhaltige Gewichtsreduktion gekämpft und jede Herausforderung gemeistert! Vom Kaloriendefizit bis zur Bewegung, von der Stressbewältigung bis zur richtigen Ernährung – du hast wichtige Schritte unternommen, um deine Ziele zu erreichen.

Jetzt ist es an der Zeit, deine eigene, langfristige Abnehmstrategie zu entwickeln. Nimm dir einen Moment Zeit, um über deine Gewohnheiten nachzudenken, setze klare Ziele und plane konkrete Maßnahmen, die für dich funktionieren und realistisch sind. Und bleib flexibel, denn Veränderungen gehören dazu! Vergiss nicht, auch kleine Erfolge zu feiern und deine Fortschritte regelmäßig zu überprüfen.

Falls du zusätzliche Unterstützung brauchst, sei es durch die Partner-Challenge, meinen Online-Support oder persönliche Trainingseinheiten, stehe ich dir immer zur Seite. Schreib mir einfach eine E-Mail an termin@juliane-fit.de, um mehr über die Möglichkeiten zu erfahren.

Denk daran, dass jeder Körper einzigartig ist, und die Tipps und Tricks, die wir besprochen haben, individuell auf deine Bedürfnisse angepasst werden sollten. Bevor du größere Änderungen vornimmst, ist es immer eine gute Idee, mit deinem Arzt zu sprechen.

Übrigens, ich bin natürlich total neugierig, welche Ziele du erreicht hast und wie du deine Reise erlebt hast. Wenn du möchtest, teile mir gerne deine Ergebnisse mit oder erzähle mir deine eigene Geschichte. Ich bin sehr interessiert und freue mich darauf, von dir zu hören!

Ich wünsche dir weiterhin viel Erfolg auf deiner Reise zu einem gesunden und schlanken Lebensstil! Du rockst das!

Mit sportlichen Grüßen,
Deine Juliane

LITERATURVERZEICHNIS

BMI Rechner. Grundumsatz und Leistungsumsatz berechnen -
Rechner. (2023). https://www.bmi-rechner.at/grundumsatz/.
Aufgerufen am 23.7.2023.

Smart-rechner.de, Grundumsatz und Kalorienbedarf ganz einfach
berechnen (2023). https://www.smart-
rechner.de/kcal_bedarf/rechner.php. Aufgerufen am 23.7.2023.

Greger, Michael, Julia Augustin, et. al. (2020): How not to Diet.
Gesund abnehmen und dauerhaft schlank bleiben dank neuester
wissenschaftlich bewiesener Erkenntnisse. Lübbe Life; 1. Aufl. 2020
Edition

Redman LM, Heilbronn LK, Martin CK, et al. Metabolic and
behavioral compensations in response to caloric restriction:
implications for the maintenance of weight loss. PLoS ONE.
2009;4(2):e4377.

Dr. Schindler und Dr. Zachenhofer (2019): Abnehmen für
hoffnungslose Fälle. Hardcore-Tipps aus der Suchtmedizin. edition a;
1. Edition

Meule A, Hermann T, Kübler A. A short version of the Food Cravings Questionnaire-Trait: the FCQ-T-reduced. Front Psychol. 2014 Mar 4;5:190. doi: 10.3389/fpsyg.2014.00190. PMID: 24624116; PMCID: PMC3940888.

Lockman KA. Editorial: alcohol and obesity—the double peril. Aliment Pharmacol Ther. 2015;41(7):694.

Porter, William (2015). Alcohol Explained. 1. Ausgabe. CreateSpace Independent Publishing Platform.

Professor Nutt, David (2020). The Science of alcohol and your health. 1. Ausgabe. Yellow Kite.

Kast, Bas. Der Ernährungskompass. Das Fazit aller wissenschaftlichen Studien zum Thema Ernährung. Erweiterte Ausgabe. Penguin Verlag.

Cleveland Clinic (2023). Insuline resistance. https://my.clevelandclinic.org/health/diseases/22206-insulin-resistance, aufgerufen am 19.7.2023.

Rains TM, Agarwal S, Maki KC. Antiobesity effects of green tea catechins: a mechanistic review. J Nutr Biochem. 2011;22(1):1–7.

McCarthy M. High fibre diet may be good alternative to complex weight loss regimen, US study finds. BMJ. 2015;350:h965.

Martens E. Microbiome: fibre for the future. Nature. 2016;529(7585):158–9.

https://www.rezeptrechner-online.de (2023) https://www.rezeptrechner-online.de/blog/ballaststoffe-tabelle-pdf/, aufgerufen am 19.7.2023

Porter, William (2018). Diet and Fitness Explained. 1. Ausgabe. Independently published.

Dorfman SE, Laurent D, Gounarides JS, Li X, Mullarkey TL, Rocheford EC, Sari-Sarraf F, Hirsch EA, Hughes TE, Commerford SR. Metabolic implications of dietary trans-fatty acids. Obesity (Silver Spring). 2009 Jun;17(6):1200-7. doi: 10.1038/oby.2008.662. Epub 2009 Feb 19. Erratum in: Obesity (Silver Spring). 2009 Jul;17(7):1474. PMID: 19584878.

Blundell JE, Burley VJ, Cotton JR, Lawton CL. Dietary fat and the control of energy intake: evaluating the effects of fat on meal size and postmeal satiety. Am J Clin Nutr. 1993;57(5 Suppl):772S–7S.

Ruge T, Hodson L, Cheeseman J, et al. Fasted to fed trafficking of fatty acids in human adipose tissue reveals a novel regulatory step for enhanced fat storage. J Clin Endocrinol Metab. 2009;94(5):1781–8.

T. Colin Campbell und Thomas M. Campbell. China Study. (2017). Pflanzenbasierte Ernährung und ihre wissenschaftliche Begründung. Verlag Systemische Medizin; 4., überarbeitete und erweiterte Aufl. Edition

Rabinowitz D, Merimee TJ, Maffezzoli R, Burgess JA. Patterns of hormonal release after glucose, protein, and glucose plus protein. Lancet. 1966;2(7461):454–6.

Larsen SC, Ängquist L, Sørensen TI, Heitmann BL. 24h urinary sodium excretion and subsequent change in weight, waist circumference and body composition. PLoS ONE. 2013;8(7):e69689.

Roberts WC. High salt intake, its origins, its economic impact, and its effect on blood pressure. Am J Cardiol. 2001 Dec 1;88(11):1338-46. doi: 10.1016/s0002-9149(01)02105-1. PMID: 11728372. Zhang Y, Li F, Liu FQ, Chu C, Wang Y, Wang D, Guo TS, Wang JK, Guan GC, Ren KY, Mu JJ. Elevation of Fasting Ghrelin in Healthy Human Subjects Consuming a High-Salt Diet: A Novel Mechanism of Obesity? Nutrients. 2016 May 26;8(6):323. doi: 10.3390/nu8060323. PMID: 27240398; PMCID: PMC4924164.

WHO. Salt intake. https://www.who.int/data/gho/indicator-metadata-registry/imr-details/3082 (2023), aufgerufen am 20.7.2023

Holt SH, Miller JC, Petocz P, Farmakalidis E. A satiety index of common foods. Eur J Clin Nutr. 1995 Sep;49(9):675-90. PMID: 7498104.

Akademie für Sport & Gesundheit. Glykämischer Index: Was ist das? Lebensmittel & Tabelle (2023). https://www.akademie-sport-gesundheit.de/magazin/glykaemischer-index.html#koennenlebensmittelmitniedrigemglykaemischenindexbei mabnehmenhelfen, aufgerufen am 20.7.2023.

O'Hara AM, Shanahan F. The gut flora as a forgotten organ. EMBO Rep. 2006 Jul;7(7):688-93. doi: 10.1038/sj.embor.7400731. PMID: 16819463; PMCID: PMC1500832.

Macrae TF, Hutchinson JC, Irwin JO, Bacon JS, McDougall EI. Comparative digestibility of wholemeal and white breads and the effect of the degree of fineness of grinding on the former. J Hyg (Lond). 1942 Jul;42(4):423-35. doi: 10.1017/s0022172400035634. PMID: 20475644; PMCID: PMC2199831.

Kikuchi Y, Nozaki S, Makita M, Yokozuka S, Fukudome SI, Yanagisawa T, Aoe S. Effects of Whole Grain Wheat Bread on Visceral Fat Obesity in Japanese Subjects: A Randomized Double-Blind Study. Plant Foods Hum Nutr. 2018 Sep;73(3):161-165. doi: 10.1007/s11130-018-0666-1. PMID: 29671172.

Rolls BJ, Bell EA, Thorwart ML. Water incorporated into a food but not served with a food decreases energy intake in lean women. Am J Clin Nutr. 1999 Oct;70(4):448-55. doi: 10.1093/ajcn/70.4.448. PMID: 10500012.

Moyer AE, Rodin J, Grilo CM, Cummings N, Larson LM, Rebuffé-Scrive M. Stress-induced cortisol response and fat distribution in women. Obes Res. 1994 May;2(3):255-62. doi: 10.1002/j.1550-8528.1994.tb00055.x. PMID: 16353426.

Hirotsu C, Tufik S, Andersen ML. Interactions between sleep, stress, and metabolism: From physiological to pathological conditions. Sleep

Sci. 2015 Nov;8(3):143-52. doi: 10.1016/j.slsci.2015.09.002. Epub 2015 Sep 28. PMID: 26779321; PMCID: PMC4688585.

Drake C, Roehrs T, Shambroom J, Roth T. Caffeine effects on sleep taken 0, 3, or 6 hours before going to bed. J Clin Sleep Med. 2013 Nov 15;9(11):1195-200. doi: 10.5664/jcsm.3170. PMID: 24235903; PMCID: PMC3805807.

Westcott WL. Resistance training is medicine: effects of strength training on health. Curr Sports Med Rep. 2012 Jul-Aug;11(4):209-16. doi: 10.1249/JSR.0b013e31825dabb8. PMID: 22777332.

Ismail I, Keating SE, Baker MK, Johnson NA. A systematic review and meta-analysis of the effect of aerobic vs. resistance exercise training on visceral fat. Obes Rev. 2012 Jan;13(1):68-91. doi: 10.1111/j.1467-789X.2011.00931.x. Epub 2011 Sep 26. PMID: 21951360.

Levine JA. Sick of sitting. Diabetologia. 2015 Aug;58(8):1751-8. doi: 10.1007/s00125-015-3624-6. Epub 2015 May 24. PMID: 26003325; PMCID: PMC4519030.

World Health Organization. WHO guidelines on physical activity and sedentary behaviour: at a glance. (2021) https://www.who.int/europe/publications/i/item/9789240014886#:~:text=For%20health%20and%20wellbeing%2C%20WHO,day%20for%20children%20and%20adolescents. Aufgerufen am 20.7.2023.

Fung, J. Mayer, E. Ramos, M. Weniger ist mehr. Ein Leben gesund und schön durch Intervallfasten. 1. Auflage 2021. Riva Verlag.

Tran E, Dale HF, Jensen C, Lied GA. Effects of Plant-Based Diets on Weight Status: A Systematic Review. Diabetes Metab Syndr Obes. 2020 Sep 30;13:3433-3448. doi: 10.2147/DMSO.S272802. PMID: 33061504; PMCID: PMC7533223.

Hirsh E, Halberg E, Halberg F, et al. Body weight change during 1 week on a single daily 2000-calorie meal consumed as breakfast (B) or dinner (D). Chronobiologia. 1975;2(Suppl 1):31–2.

Skurk T, Bosy-Westphal A, Grünerbel A, Kabisch S, Keuthage W, Kronsbein P, Müssig K, Pfeiffer AFH, Simon MC, Tombek A, Weber KS, Rubin D. Empfehlungen zur Ernährung von Personen mit Diabetes mellitus Typ 2 [Dietary recommendations for persons with type 2 diabetes mellitus]. Diabetologie. 2022;18(4):449–81. German. doi: 10.1007/s11428-022-00908-2. Epub 2022 May 20. PMCID: PMC9122085.

Ende